ほねつぎ

◉はじめに

私たちは「ほねつぎ」というブランド名で、全国に鍼灸接骨院をチェーン展開しています。２０１６年3月現在で76院になりました。そして様々な業種の企業にオーナーになっていただいています。

なぜこうしたスタイルに至ったのかという経緯は、本書のなかで詳しく書かせていただきますが、すべての始まりは、

「鍼灸接骨院業界をもっと活性化させたい」

「柔道整復師や、はり師・きゅう師たちが、もっと生き生きと働ける環境をつくりたい」

と考えたことでした。

私自身、経営者である前に、柔道整復師・はり師・きゅう師です。最初に、はり師・きゅう師の資格を取ったのですが、養成学校で、はり・きゅうの勉強をしていた頃、修行をさ

せてもらったところは完全な徒弟制度でした。学校以外の時間は朝から晩まで働いて、月3万円。当時はそれが当たり前でした。

さすがにいまは月3万円では誰も働いてくれませんから、昔よりは良くなっています。とはいえ、一般企業と比べればまだまだです。給与もそうですが、社会保険が完備されていない院も多々あります。

なぜ働く環境が整わないのか。

それは、そもそも経営に不慣れな人が、鍼灸接骨院を経営しているからではないでしょうか。柔道整復師も、はり師・きゅう師も、施術の技術は学んできていますが経営を学んでいるわけではありません。

「ほねつぎ」では、経営はオーナーに担ってもらいます。その分、柔道整復師や、はり師・きゅう師たちは施術に専念することができます。しかし、オーナーは経営には長けているものの、鍼灸接骨院業界に関しては素人です。ですので、「ほねつぎ」の本部がこれまでに蓄積した経験をいかして、鍼灸接骨院運営のノウハウを提供しています。

私自身、「ほねつぎ」を始める前に、50院以上の鍼灸接骨院を経営してきました。また鍼灸接骨院の開業支援も数多く手掛けてきました。その経験を経て、一番いい形だと思ったのが、この「ほねつぎ」の形なのです。

柔道整復師や、はり師・きゅう師は施術をし、経営はオーナーが、現場運営は本部がサポートする。

「ほねつぎ」では、この三者の役割分担がはっきりしています。

ただし「ほねつぎ」には、将来独立開業をめざしている柔道整復師、はり師・きゅう師も数多く働いています。役割分担がはっきりしているとはいえ、彼ら彼女らが経営や現場の運営について学べないのかというと、そうではありません。

経営に長けているオーナー、鍼灸接骨院の運営に長けている本部スタッフが身近にいて、すぐに相談できる関係にありますから、むしろ学びの多い環境であると自負しています。

いまはまだ全国で76院ですが、ゆくゆくは1000院まで増やしていきたいと考えています。その過程で、さらにノウハウはたまっていくでしょう。

現在、ほとんどの鍼灸接骨院は8～9割が療養費、つまり健康保険を使う施術ですが、その限られた範囲内だけに柔道整復師、はり師・きゅう師が持っている素晴らしい知識や技術を使うのはもったいない。

柔道整復師、はり師・きゅう師が活躍できる場はもっとあるはずです。「健康」に対するニーズが高まっている近年、鍼灸接骨院が果たせる役割は大きいでしょうし、スポーツの世界では、もっとサポートできることがあるでしょう。海外にも目を向ければ、可能性はさらに広がります。

「ほねつぎ」では、これまでの鍼灸接骨院という枠組みを超えて、地域社会のなかで、さらには世界で柔道整復師や、はり師・きゅう師が活躍する舞台をつくっていきたいと考えています。それが私の夢です。

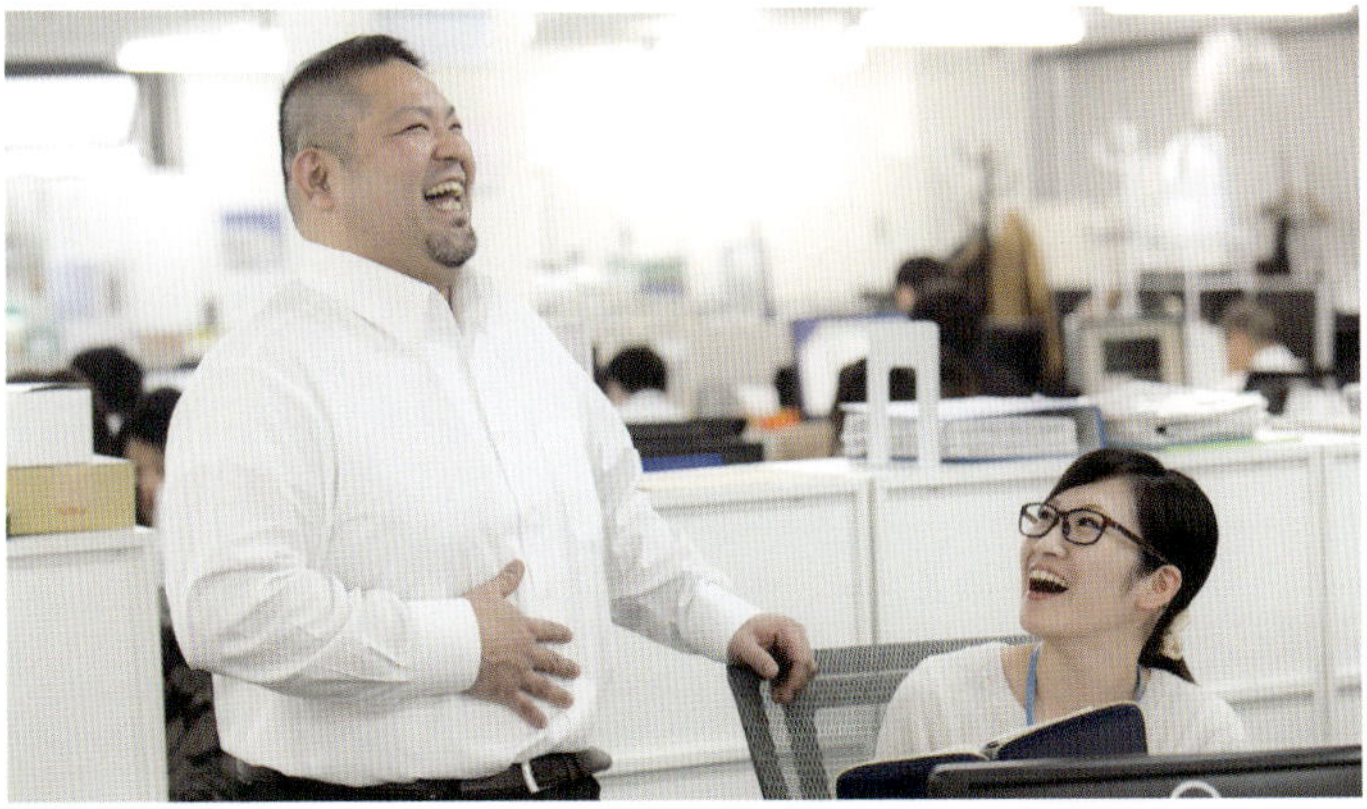

CONTENTS

2章

なぜ、「ほねつぎ」をチェーン展開しているのか

3章

なぜ、「ほねつぎ」では成長できるのか

4章

鍼灸接骨院業界を元気に

5章

「ほねつぎ」の未来

INTERVIEW

1章

10年後、あなたはめざす施術家になっていますか？

鍼灸接骨院は
増えているのに、
療養費の総額は
増えていない。
ということは……

この本を手に取ってくださった方の多くは、おそらく鍼灸接骨院業界で働いている方でしょう。あるいは、これから働くことをめざして、柔道整復師や、はり師・きゅう師、あん摩マッサージ指圧師の資格を取ろうと勉強をしている方でしょうか。

なかには「このままでいいのか……」というもやもやとした不安があって、この本を開いてくれた方もいるかもしれません。

私が鍼灸接骨院で働き始めた（というより修行を始めた）20年前と比べると、いまの鍼灸接骨院業界はいろいろな面で随分と様変わりしました。

たとえば柔道整復師や、はり師・きゅう師の数。1998年まで、柔道整復師の養成学校は全国に14校しかありませんでした。それは、新しく開設することが認められなかったからです。ところが、新規開設を認めるように訴える裁判が起きて、その訴えが認められた結果、養成学校が年々増え、現在では全国に100校以上の学校ができています。

学校が増えれば資格者の数も増えます。最近では、毎年4000~5000人ずつ新しい柔道整復師が誕生しています。はり師・きゅう師にしても同じ経過をたどっていて、2002年度あたりから養成学校が増え始め、いままでは毎年それぞれ約4000人が、はり師、きゅう師の国家試験に

■柔道整復師国家試験の合格者数の推移

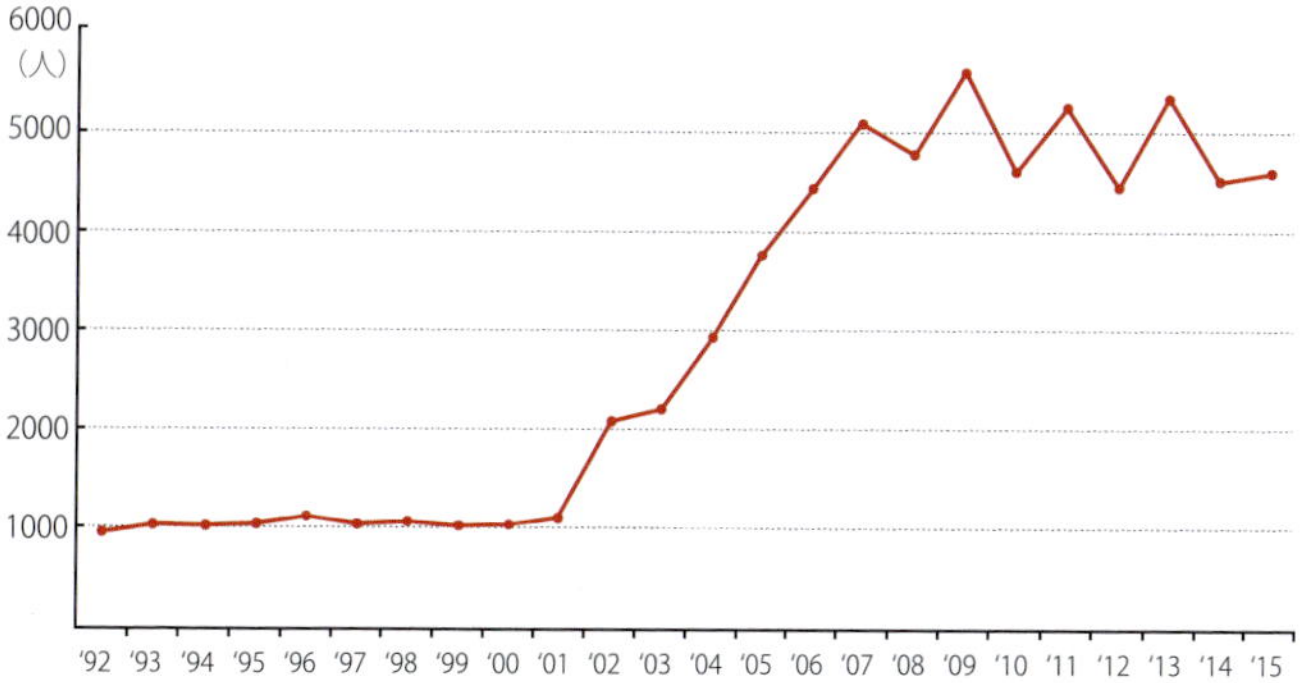

出所）公益財団法人柔道整復研修試験財団

■はり師国家試験の合格者数の推移

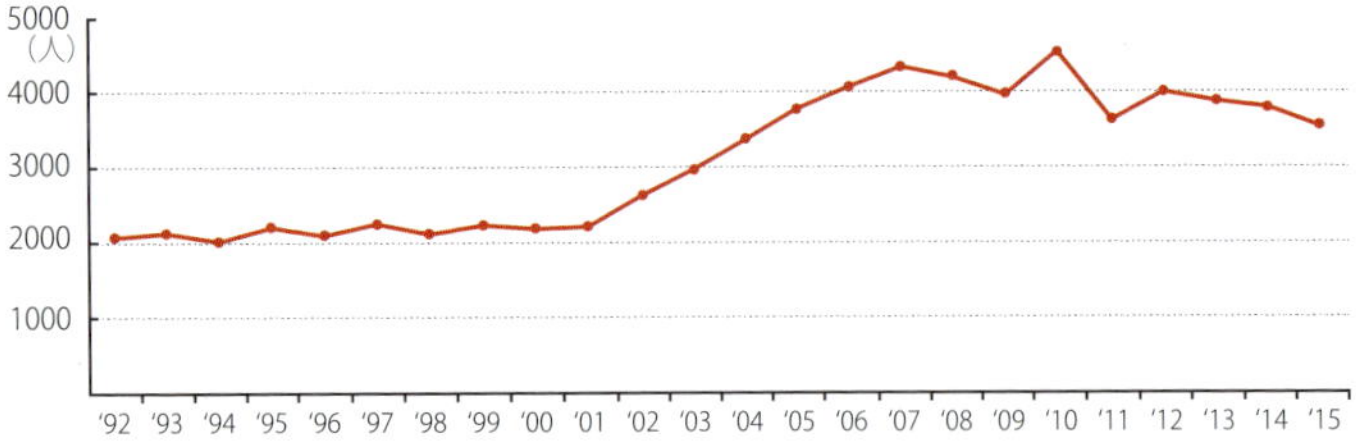

■きゅう師国家試験の合格者数の推移

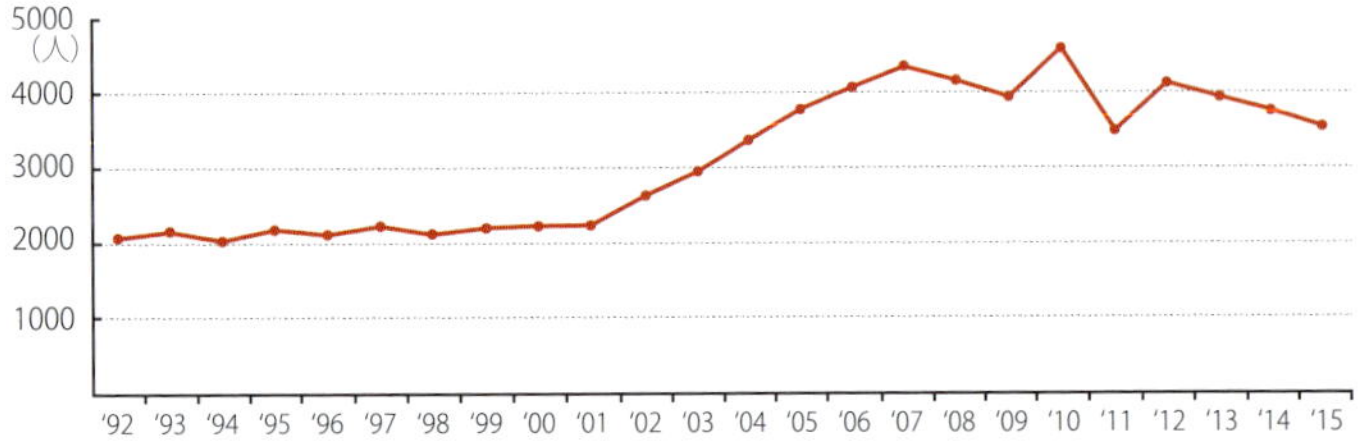

出所）公益財団法人東洋療法研修試験財団

合格しています。

国家資格者の数が増えるのに伴って増えているのが、鍼灸接骨院の数です。柔道整復の施術所の数は、年々1500～2000院ずつ増えています。

一方、療養費の総額はどうでしょうか。ちなみに療養費とは、鍼灸接骨院で健康保険が適用される施術を行ったときに保険者から支払われるお金のことです。鍼灸接骨院の数が増えれば、当然療養費も増えることが予測されます。

ところが鍼灸接骨院業界における療

■鍼灸接骨院業界における療養費の推移（単位：億円）

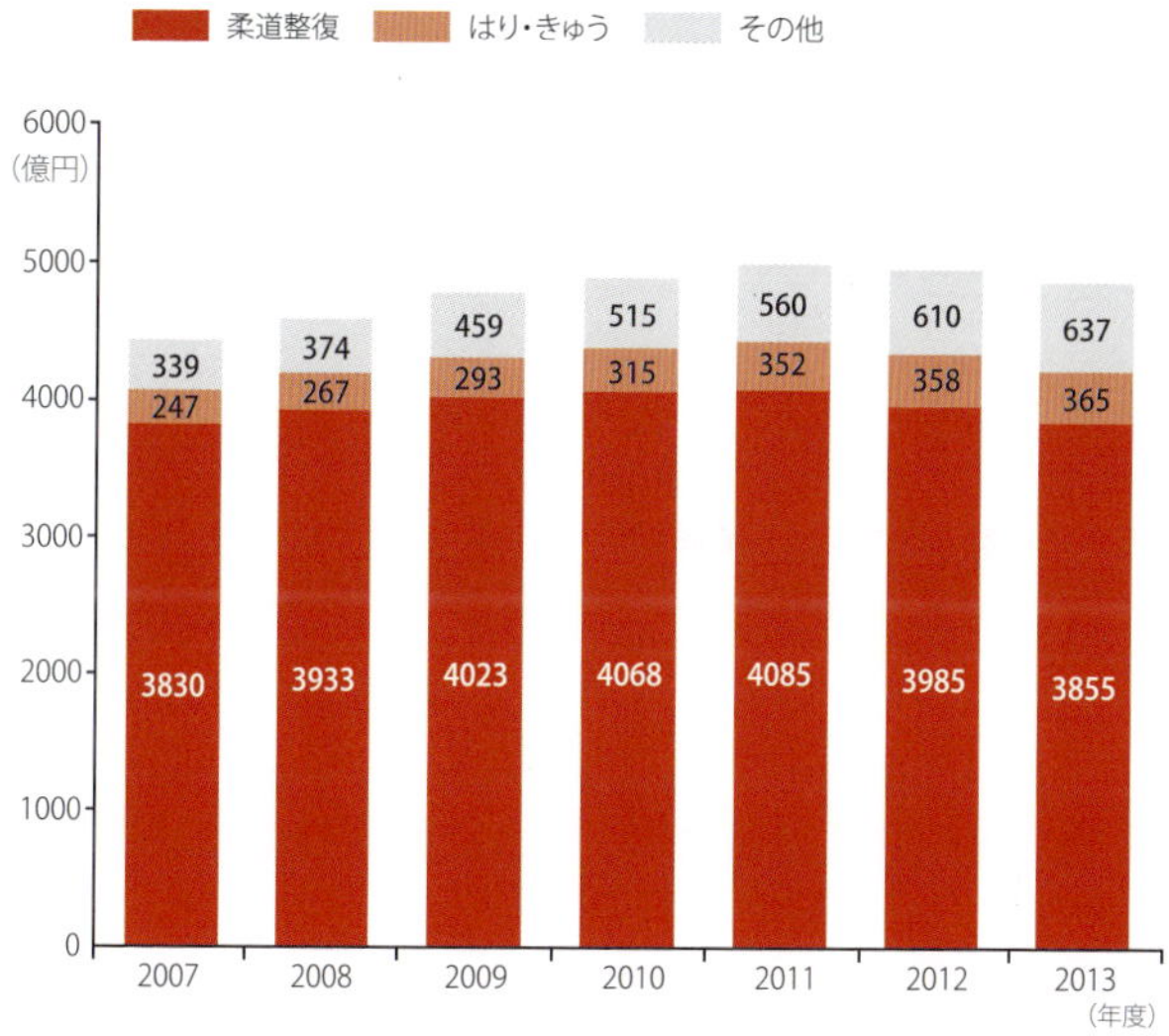

出所）2009年度までは厚生労働省保険局医療課。2010～2012年度は厚生労働省保険局調査課

養費の総額はというと、ここ数年間は毎年約5千億円程度で推移していて、増えているわけではありません。つまり院の数は増えているのに、業界全体の売り上げはあまり変わらないというのが現状なのです。

ということは、1院あたりの療養費はどうでしょうか――。

たとえば15年ほど前に比べると、接骨院の数は約2倍に増えました。一方で療養費の総額はあまり変わっていません。単純に療養費の総額を接骨院の数で割れば、1院当たりの療養費は半分になっているということです。

療養費の支給基準も厳しくなった

どうして1院当たりの療養費が下がってきているのでしょうか。

大きな理由は、療養費の支給基準が厳しくなってきているからです。

療養費の改定は2年毎に、診療報酬（病院の医療費）の改定の後に行われます。この療養費改定についての議論が、２０１２年から公開で行われるようになりました。

なぜ公開で行われるようになったのかと言えば、より透明性の高いプロセスで改定を行うためです。それまで療養費はぐんぐん増えていました。それこそ高齢化によって国の医療費が年々増えて国の財政を圧迫しているなかで、医療費全体の1・2～1・3％程度に過ぎないとは言え、療養費は医療費の伸び率を上回る勢いで伸びていました。

このままだともっと医療財政は厳しくなっていくのではないか……。ということで、療養費の見直しが行われたのです。

その結果、柔道整復では3部位以上の施術を行う場合の逓減《ていげん》率は8割だったのが7割になり、2016年現在では6割にまで下がりました。4部位目以降は請求することができません。

また、長期施術も問題視され、3カ月を超えてもなお頻度の高い施術を行う場合は、支給申請書に部位ごとの経過と「なぜ施術が必要なのか」という理由を書いた文書を添付しなければなりません。なおかつ5カ月を超えて継続して施術を行っている場合は8割の請求になりました。

さらに最近では、1日に何部位施術をしても1回の料金は定額にするという「包括化」の可能性まで議論されています。もし包括化されて部位別算定がなくなれば、専門家として負傷部位を判断するという、柔道整復師がこれまで持っていた事実上の権利がなくなってしまうということです。

また、柔道整復師が今後も同じように増えていけば、その分療養費も増えるのではないかという危惧から、柔道整復師の数を抑制することも検討されつつあります。

これに対して業界団体は、「確かに柔道整復師の免許をとれば、次の日から開業することができる。では、医師と同じように免許を取った後に現場で一定期間実地研修を積んだ人に独立開業を認めるようにしてはどうか?」と提案しています。そして、検討にあがっているのが「受領委任払いを認める施術所を限定する」という案です。

今後こうした議論がどのように進んでいき、どこまで現実のものとなるかはまだわかりません。いずれにしても鍼灸接骨院にとっては厳しい改定が行われていくのだろうと思います。

■国民医療費と国内総生産（GDP）に占める割合

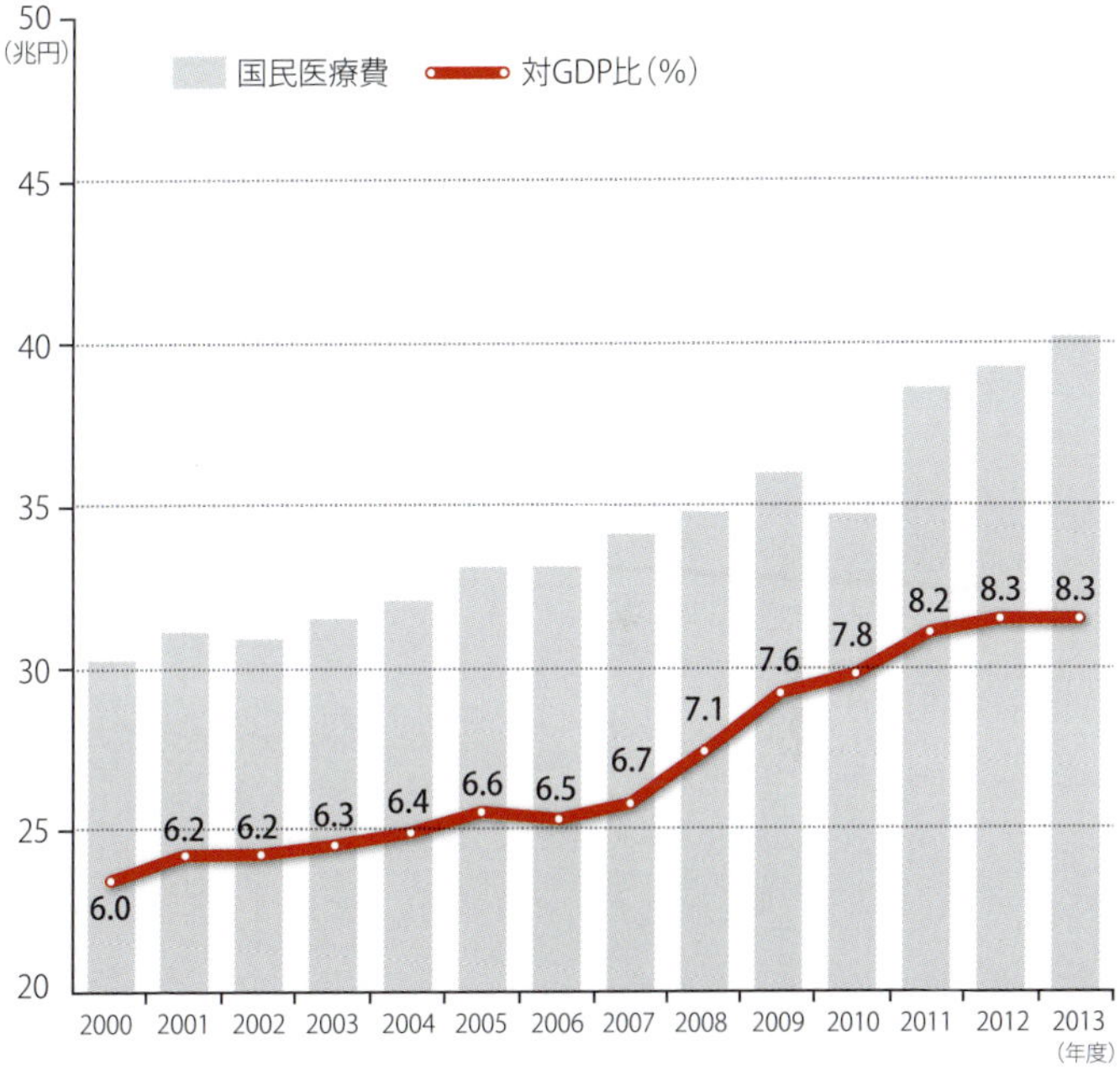

出所）厚生労働省

人件費が経営を圧迫……それでも、世間並みの給料には追いついていない!?

鍼灸接骨院の数が増えていること、療養費の支給基準が厳しくなってきていることに加えて、もう一つ昔に比べて鍼灸接骨院の経営を厳しくしている要因があります。それは人件費が高くなっていることです。

私がこの業界に入った頃は、徒弟制度全盛期でした。いまではどんなに経験の浅い新人でもスタッフとして鍼灸接骨院に勤めて、給料をもらうのが当たり前です。ところが当時は、スタッフというより弟子になるという感覚だったので、給料とは呼べないような額で修業をさせてもらっていました。

最初の修業先での私の月給は3万円でした。

いまの若い先生たちが聞いたら「えーっ」とびっくりするかもしれませんが、同年代の先生たちと話すと「僕もそうだったよ」と大抵共感を得られます。

しかし、いまではそんな額では誰も働いてくれませんし、そもそも国で定められた最低賃金を下回りますので、どこの鍼灸接骨院でもそれなりに給料を支払うようになりました。その結果、多くの鍼灸接骨院で人件費が経営を圧迫するようになっています。

とは言っても、業界全体を見まわすと柔道整復師や、はり師・きゅう師は、国家資格者でありながらまだまだ世間並みの給与水準には追いついていません。実際働いている人たちも「十分にもらっている」と満足している人は少ないのではないでしょうか。

働く人が世間並みの給料をもらっているわけではないのに、それでも人件費が経営を圧迫するようになっている――。それは、そもそも経営のやり方に問題があるのではないでしょうか。これまでと同じような鍼灸接骨院では成り立たなくなってきている。私はそう感じています。

技術が高ければ
やっていけるという
時代は終わった

私がこの業界に入った20年前と比べて、鍼灸接骨院をとりまく環境は厳しくなっていますが、だからといってどの院も困っているのかというと、そうでもありません。すごく流行っている院がある一方で、閑古鳥が鳴いているような院もある。この10年間で勝ち組、負け組がはっきりしてきたように感じます。

何がその差をつくるのかと考えると、一番大きいのは、やはり患者さんからの評判ではないでしょうか。

では、評判をつくるものとは？

それは、結局のところ「技術」と「サービス」という2つに集約されるでしょう。

まず、技術。「捻挫したときにあの接骨院

に行ったら、すっかり良くなった」など、「施術をしてもらって良くなった」という実感が患者さんになければ、2回目、3回目と来てもらうことは難しいでしょうし、周りの人にいい評判を流してはくれないでしょう。

ただ、この10年間で技術レベルに大きなかい離が生まれたかというと、決してそうではないと思います。技術だけで勝ち組と負け組の差がひらいたとは考えにくいのです。

一方、サービスはというと、昔に比べるとすっかり様変わりしました。

昔、私が修業をしていた鍼灸接骨院の先生たちは、「患者さんを施術してあげる」という感覚だったと思います。言ってみれば、頑固な職人という感じでしょうか。腕には自信を持っているから愛想を振りまいてまで、相手に気に入られようとはしない。昔の先生たちはそんな雰囲気がありました。

最近では第一印象や人柄も重要です。頑固で無愛想な先生には、患者さんは寄り付かなくなってきました。どんなに技術に自信があっても、サービスが悪ければいい評判は得られません。

いまの先生たちは「施術してあげる」というより、「施術させていただいている」という感覚ではないでしょうか。この20年で立ち位置がすっかり変わりました。

柔道整復師も、はり師・きゅう師も、あん摩マッサージ指圧師も国家資格を持った専門家ですから、もちろん技術は必須です。そこに自信がなければ患者さんを健康にすることはできないので、現場に出てまず技術を磨くのは当然のこと。

しかし、技術さえ身につければ独立開業してうまくいくかというと、また別の話なのです。患者さんに対する言葉遣いや施術の説明など、サービス部分の質も高くなければ流行る鍼灸接骨院にはなりません。

もっと言えば、どんなに技術が高くても、サービスの質がいまひとつであれば患者さんは離れていきますし、最悪の場合は閉院ということも……。

徒弟制度が色濃く残っていて、弟子入りした師匠から「お前、そろそろ開業したらどうだ？」と声をかけてもらえるまでは独立開業できなかった一昔前と比べると、開業すること自体のハードルは下がってきました。

実際、柔道整復師や、はり師・きゅう師の資格を取って、1年ほど修行をしただけですぐに開業……というケースが結構増えています。

しかし、昔のように〝開業すれば安泰〟という業界ではなくなってきました。「開業したのち流行らせることができるか」というハードルはむしろ上がっていて、患者さんに選ばれる院をつくるには、技術以外にも身につけなければいけないものがたくさんあります。

そのことは、第2章以降で紹介していきます。

水増し請求、架空請求はなぜ起こるのか？

２０１５年11月、都内のある接骨院が療養費の不正請求を行っていたと多くのメディアで報じられました。テレビでも連日のように報じられ、新聞の一面にまでなったので、覚えている方も多いかと思います。

この事件では接骨院だけではなく、歯科医院や美容外科クリニックもかかわっていて、合計で１億円を超える療養費と診療報酬の不正請求があったと報じられました。

この接骨院では、一度も来院したことがない人を来院したことにして療養費を請求する〝架空請求〟、実際に通院した日数よりも増やして請求する〝水増し請求〟などの手口が使われていたようです。しかもそのお金が、暴力団の資金源になっていたとのことで、強い衝撃を受けた方もおられるでしょう。

業界全体を見渡すと、制度に則り適正な施術と請求を行っている院がほとんどとはいえ、こうした不正請求の問題はちらほらと耳にします。

各地方厚生局のホームページを見ると、「柔道整復施術療養費の受領委任の取扱いの中止(中止相当)措置一覧」が公表されています。不正が発覚した等の理由で受領委任払いの取り扱いができなくなった柔道整復師のリストです。

リストには、柔道整復師自身の個人名も、接骨院の名前も、さらに「どんな不正を行っていたのか」「どういう経緯で不正が発覚したのか」まで書かれています。近畿厚生局のリストは特に詳細で、判明した不正請求の金額まで公表されています。

近畿厚生局のホームページを見ると、近畿厚生局管轄では2013年には25人、2014年には9人、2015年には12人が中止(中止相当)処分を受けています。これまでに多かった年では、近畿厚生局管轄だけで50人近くの柔道整復師が処分を受けていました。

近畿地方のように接骨院の激戦区ほど多い印象があります。競争が厳しいところほど、残念ながら不正に手を染めてしまう人が出てしまうのでしょう。

なおかつこの数は、受領委任の取り扱い中止という行政処分を受けた人数であり、行政処分にまでは至らなくとも、個別指導や監査を受けた人となるとさらに多いでしょう。

不正請求が起こって一番傷つくのは柔道整復師自身です。なぜなら、請求は資格者の名前で行われるのですから。行政処分を受けても受領委任の取り扱いができないのは5年間、とはいえその先も不正を行った柔道整復師として名前が残ってしまいます。自分の免許に自ら泥を塗るようなものです。

私たちの鍼灸接骨院チェーンで、いまは院長として働いている柔道整復師のなかには、以前に勤めていた接骨院で不正請求をさせられそうになり、それが嫌で辞めたという人もいます。10日間しか通院していない患者さんを15日間通院したことにして、5日分水増しして請求する——。そんなことを経営者から指示されたそうです。

もちろん不正を行っている鍼灸接骨院はごくわずかです。「接骨院が療養費を不正請求していた」という報道がされるたびに、一般の人は「またか」と思い、「どこの接骨院もやっているんだろう」と思われてしまう。また、柔道整復師自身、あるいは、これからこの業界で働こうと勉強している人たちも、そういう報道を耳にするたびに嫌な思いをします。

不正請求をしないというのは経営者の倫理観の問題だと思いますが、たとえ魔が差すようなことがあっても、不正請求が起こりえないような院づくりを考えることは大切です。1件の不正がその資格者の人生はもちろん、業界全体のイメージさえ悪くするということを心に留めておかなければいけません。

そのままのスタイルで、10年後も続けられますか？

　ここまで、鍼灸接骨院業界がどのように様変わりしたのかを説明してきました。業界に長く身を置いている人たちは、変化をひしひしと感じているでしょう。

　ただ、大きく変わった面もある一方で、徒弟制度から始まった業界特有の古い体質はまだまだ残っています。たとえば療養費の支給基準は厳しくなっているにもかかわらず、いまだに多くの鍼灸接骨院は収入の８〜９割を療養費を使う施術に頼っています。

　また、自分の技術に自信を持っているがゆえに、施術以外のことに無頓着な先生もいらっしゃいます。特に院の経営に関しては、月末になって「今月の収入はいくらで家賃がいくら、受付の従業員の給料がいくらだから○○万円儲かったんだなー」などと行き当たりばったり、経験と勘でなんとなくやりくりしている先生が多い。

はたして経験と勘に頼ったスタイルのままで、10年後も鍼灸接骨院を続けることができるでしょうか?

私は厳しいと思います。施術以外の面ももっと整えなければ、ますます厳しくなっていく環境に対応することはできません。

では、具体的に何を整えなければいけないのか。それは次の章で説明しましょう。

2章

なぜ、「ほねつぎ」をチェーン展開しているのか

「ほねつぎ」という名前に込めた想い

私たちは現在、全国で76院の鍼灸接骨院をチェーン展開しています。

名前は、ひらがなで「ほねつぎ」です。

この「ほねつぎ」という名前については、患者さんから「わかりにくいからもっとわかりやすい名前に変えたら」「骨折した人だけがいく場所だと思ってた」「名前が怖くて入りづらかった」などと、ご助言をいただくこともあります。

香川県に新しい院をつくったときには、近所の人から「焼き鳥屋さんができるんですか？」と聞かれてしまいました。「ほねつぎ」ではなく、「ほねつき」に間違われてしまったのです（笑）。

そんな風に勘違いされやすい名前ですが、変えるつもりはありません。それは、この名前には私たちの想いが込められているからです。

まず、私たち柔道整復師の施術所が名乗れる名前は2つしかありません。一つは「接骨院」、もうひとつが「ほねつぎ」です。

ところが街なかで見かける名称は何が多いでしょうか？　それは、接骨院でもほねつぎでもなく「整骨院」です。整骨院と名乗っているところが圧倒的に多い。

私が子どもの頃には、整骨院なんて見かけたことはなく、ほとんどが接骨院で一部がほねつぎと名乗っていました。ただ、当時の接骨院は、知る人ぞ知るという雰囲気でひっそりと構えている院が多かったので、先人たちは少し印象を変えたかったのかもしれません。それで「整骨院」という新たな名前を打ち出していったのだと思います。

その結果、整骨院という名前が当たり前のように普及し、接骨院という名称は少数派になり、ほねつぎという名称にいたっては世の中からほとんど消えてしまいました。

しかし、本来、名乗ることができる名称は「接骨院」と「ほねつぎ」ですから、私たちは「ほねつぎ」と名乗っているのです。

また、私たちは「骨接ぎ」ではなく、あえてひらがなで「ほねつぎ」を名乗っています。じつは、これにも大事な意図があります。

それは、日本の伝統施術である柔道整復術を日本国内だけではなく、世界中に広めたいという夢があるからです。

柔道整復師の歴史は古く、現存する日本最古の医学書である『医心方』にも、骨や関節の整復術が記載されています。これが書かれたのは、平安時代と言われています。

また、柔道整復術の直接的なルーツとされているのが武道の活法です。武士たちは相手を倒す練習をするので当然ケガをします。気絶することだってあったでしょう。そうしたときに、回復させたり蘇生させたりする方法として、柔道整復術は始まりました。つまり武道の「殺法」に対する「活法」として存在していたのです。

その後、武道が剣道や合気道、柔道などに枝分かれしていくなかで、柔道の領域で活法の技術も脈々と生き残り、それが発展して柔道整復術ができあがったと言われています。

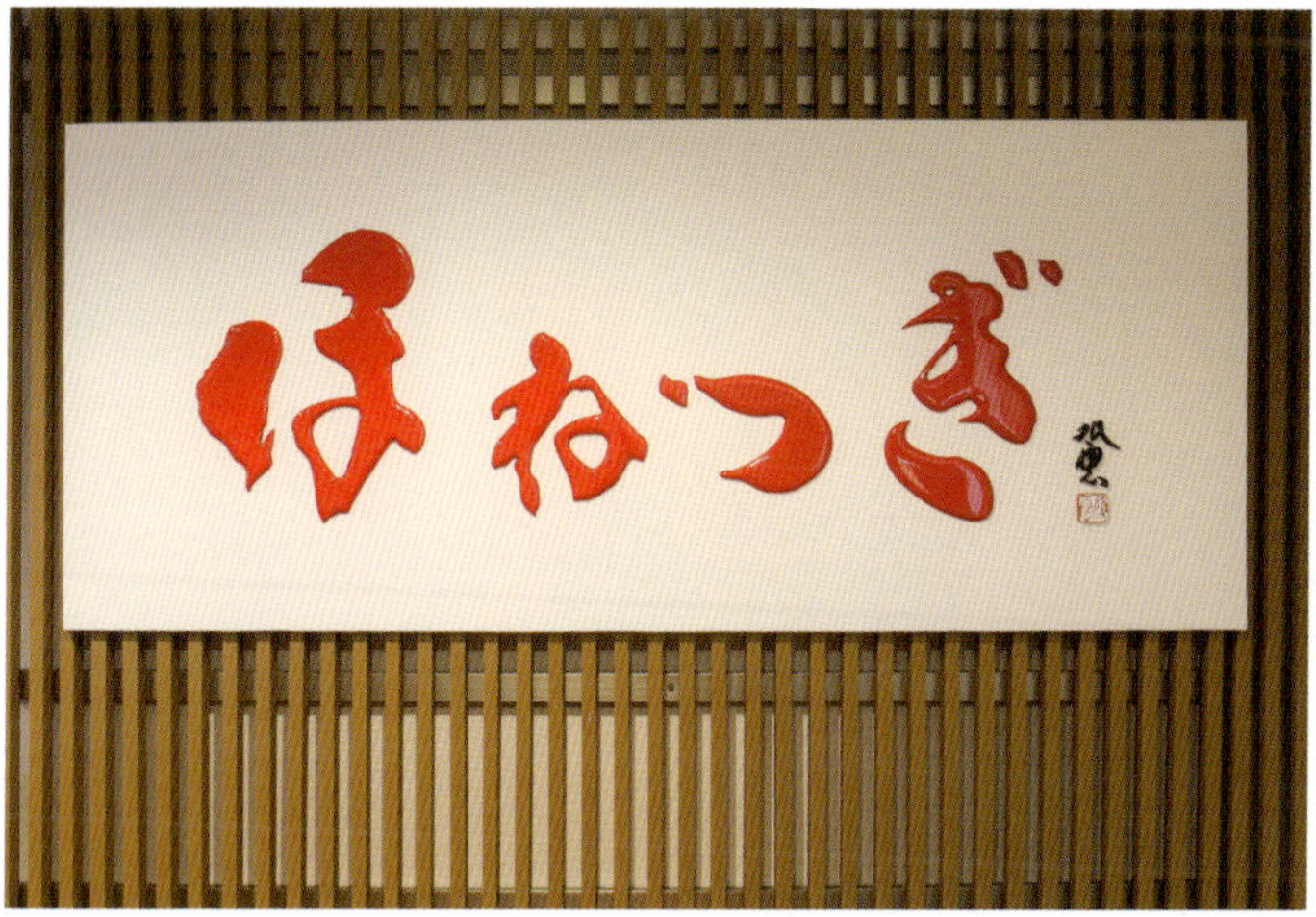
ほねつぎ

ところで柔道は、もともとは柔術という武術の一種だったものを、嘉納治五郎[※]がスポーツに発展させました。そして瞬く間に世界中に広がっていきました。

オリンピックなどの国際試合を見ていると、日本語はさっぱりであろう外国の選手たちも、「イッポン（一本）」「ユウコウ（有効）」「ワザアリ（技あり）」などと言っています。柔道のなかでは、日本語が共通語なのです。

柔道整復術は、そんな柔道と同じ源流をたどって発展してきた技術です。柔道が「一本」「有効」「技あり」といった日本語とともに世界中に広がったように、日本古来の伝統施術である柔道整復術も世界中に広めていきたい。

そんな想いを込め日本固有の文字であるひらがなで、「ほねつぎ」という名前にしました。

※嘉納治五郎
明治から昭和にかけての柔道家、教育者。柔道の総本山である講道館柔道の創始者であり、「柔道の父」と呼ばれる。

ジャパンレッドの院内

日本だけではなく、世界中に日本古来の伝統施術である柔道整復術を広めたい——。そう考えてつくった「ほねつぎ」という鍼灸接骨院は、デザインやレイアウトにも工夫を凝らしました。

まず、全体のコンセプトは「日本」です。日本の色と言えば国旗の色でもあり、いろいろな縁起物にも用いられる紅白。そこで外観も院内の空間も赤と白、そして木目を基調としました。

じつは、構想を練っていた当時、院のレイアウトを考えるときに参考にしたのが、スターバックスコーヒーでした。

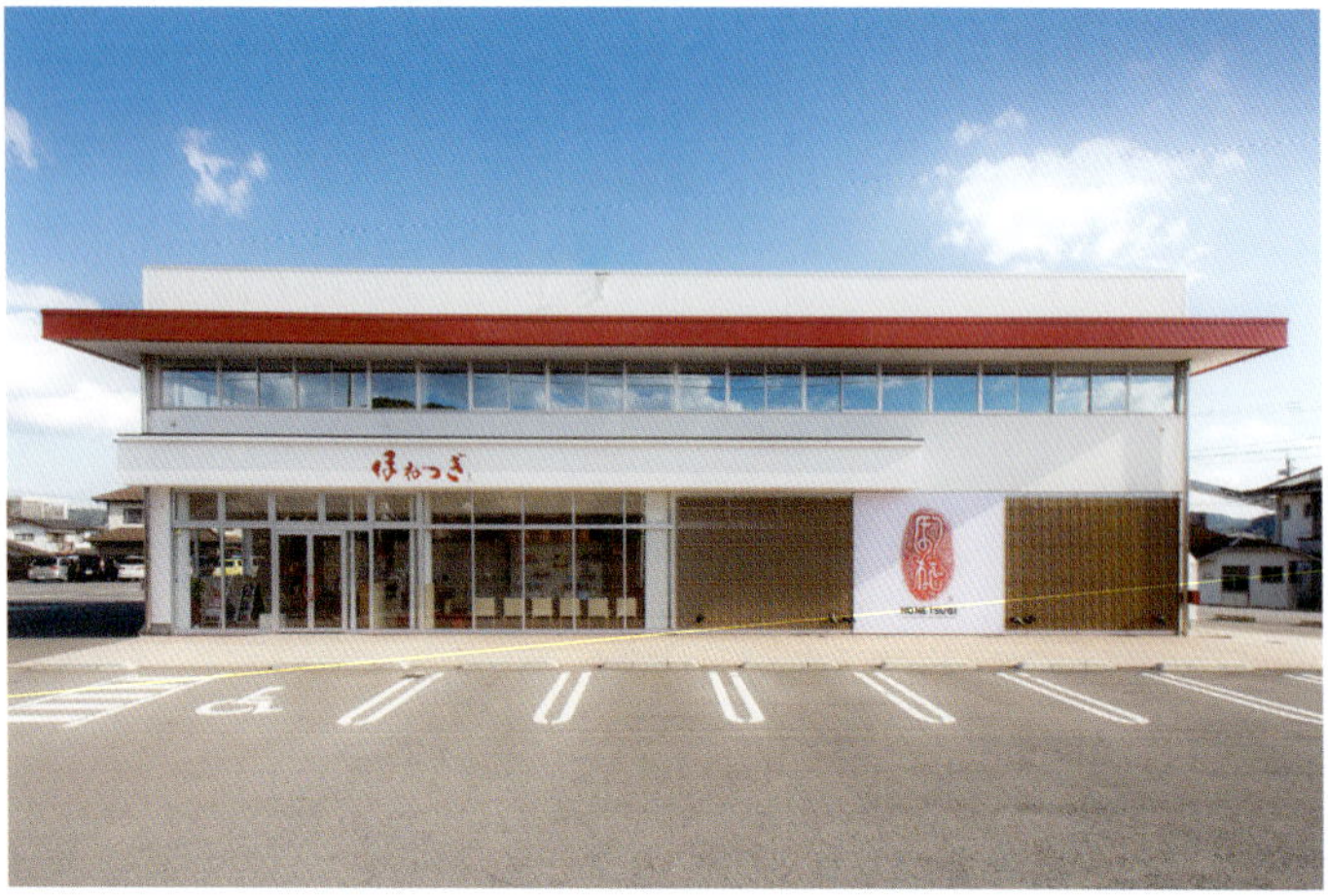

スターバックスコーヒーの店舗を思い浮かべてみてください。

お店の入り口には、「STARBUCKS COFFEE」という緑色のシンプルな文字が並んでいるくらいですよね（店舗によっては、ギリシャ神話に登場するセイレーンをモチーフとしたあの有名なロゴも）。それでも近くを通りかかりパッと見ただけで「あ、スタバだ」とすぐにわかります。

店舗デザインに詳しい人に聞いたところ、お店全体が印象に残りやすいようにデザインされているそうです。

具体的には、お店を見かけたときになんとなく視界に入る、スタッフの緑色のエプロンや木目のカウンター、テーブル、椅子、床材、照明……といったすべてが一体となって「スターバックス」という印象的な空間をつくっています。

だから入り口に掲げてあるのは文字のみのシンプルな表記であっても、私たちはすぐに「スタバだ」と気づくわけです。お店全体が看板のようになっているのです。

私たちの「ほねつぎ」も外から見たときに、白と赤を基調とした外観と、大きなガラスから透けて見える中の様子がパッと目に入ります。「ほねつぎ」という文字だけではなく、その全体で「あ、ほねつぎがある」とわかるような院にしたいと考えて、このデザインに落ちつきました。

とはいえ現状ではまだ多くの人に知られてはいないので、「あ、ほねつぎだ」と気づいてもらえるわけではありません。でも、あのスターバックスも日本に進出した当初は「なんだろう、このお店。何屋さんだろう?」と思われていたのです。

売られているコーヒーやサービスが人々に愛されて、店舗が増えていって、誰もが知る存在になったからこそ、いまではパッと見ただけで「スタバだ」とすぐに気づいてもらえ

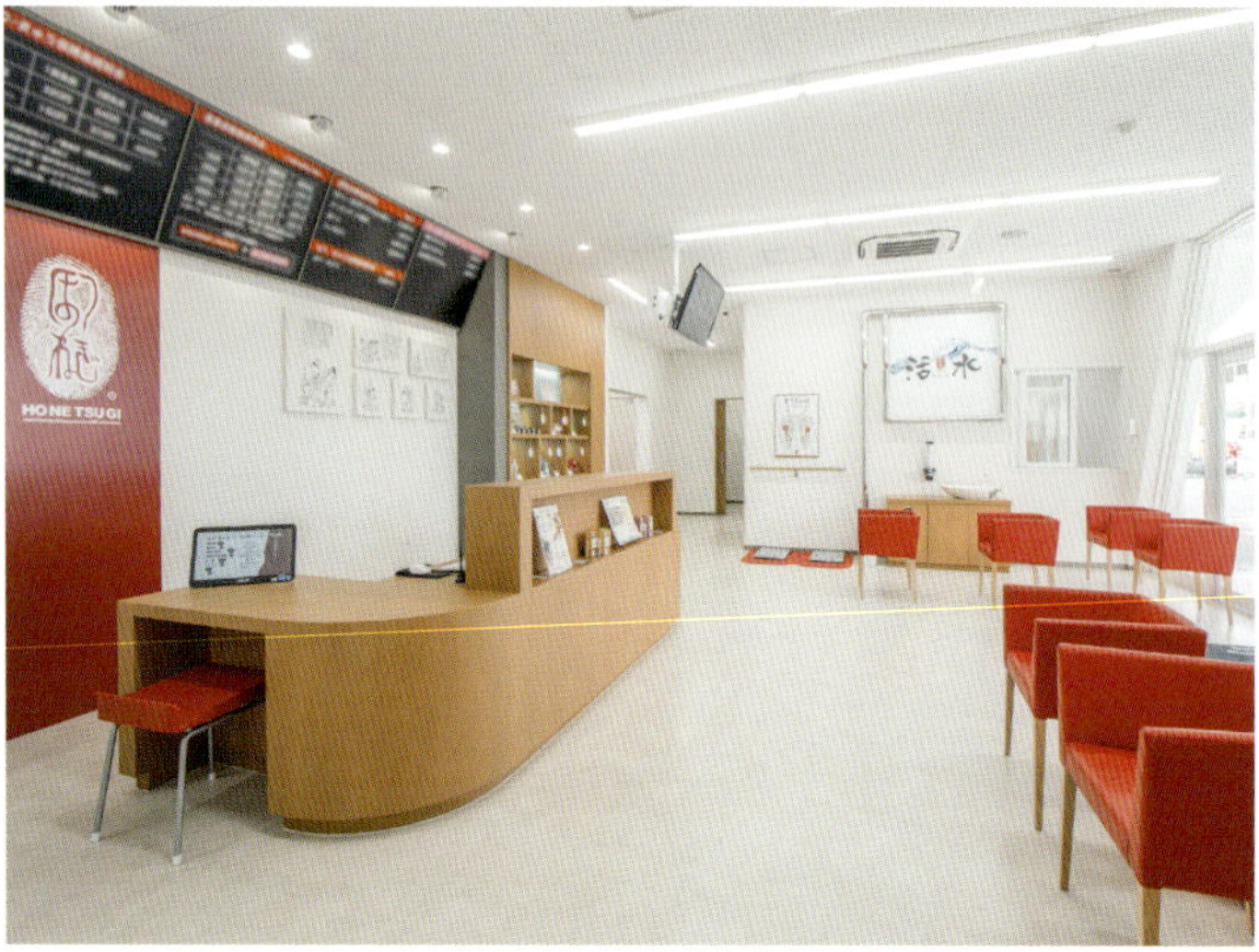

るようになったのです。

私たちも、施術の腕とサービスの質を磨き、院の数をもっと増やして、院が目に入った瞬間に「あ、ほねつぎだ」とわかってもらえるような存在になりたいと思っています。

「ほねつぎ」が明るい理由

院内のデザインに関連してもう一つ「ほねつぎ」は、一般の鍼灸接骨院よりも照明を明るくしています。院長室、施術室、待ち合い室と、スペースごとに明るさを変えたうえで、総じて明るめにしています。

それは患者さんに安心して入ってきてほしいからです。

初めて入る場所というのはどこであっても緊張するものですが、特に鍼灸接骨院は患者さんに女性が多い一方、施術をする側は男性が多い。

だからこそ女性が初めて足を踏み入れるときにも不安なく入れるよう、明るくオープンな雰囲気の演出を心がけました。

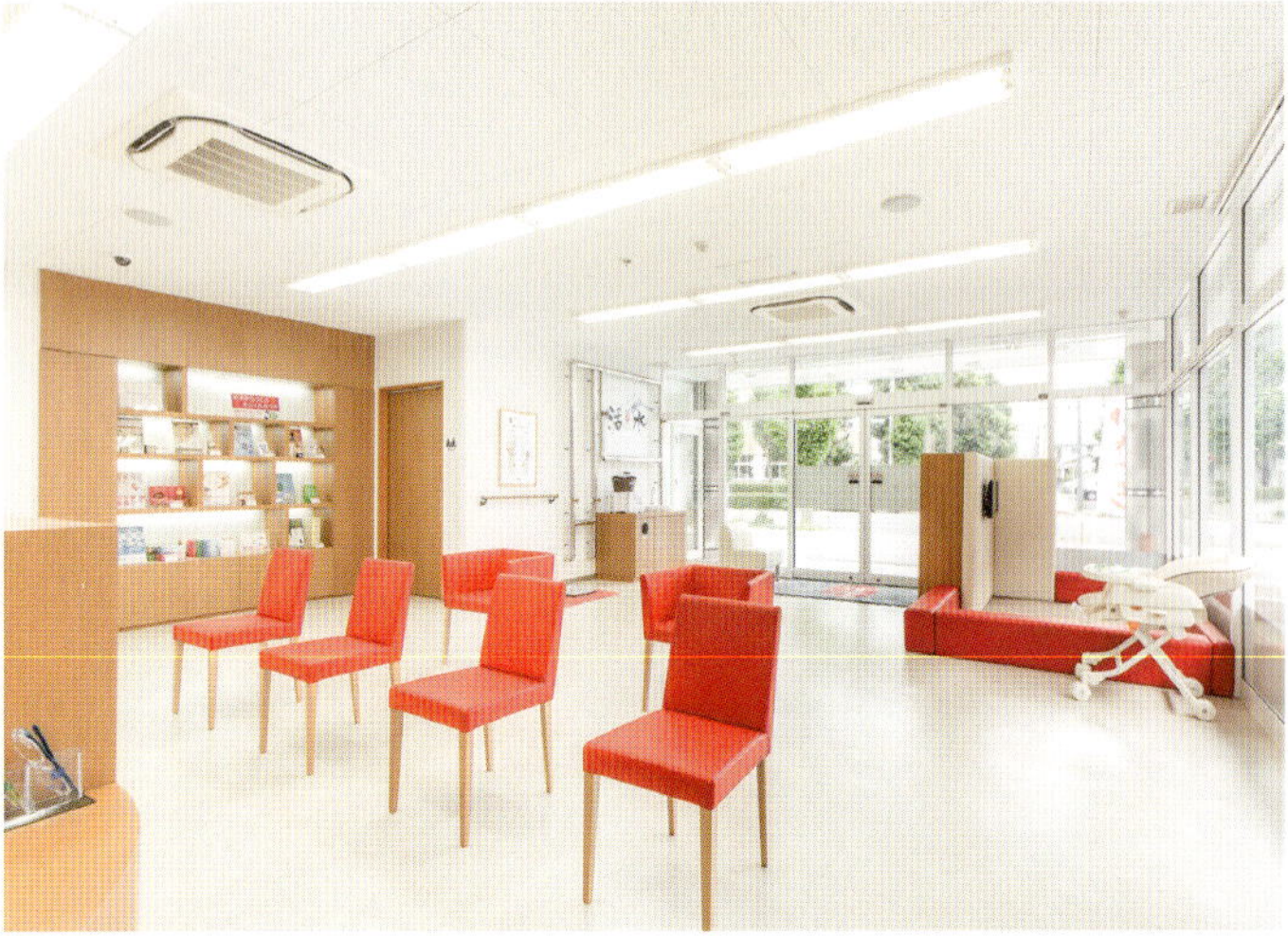

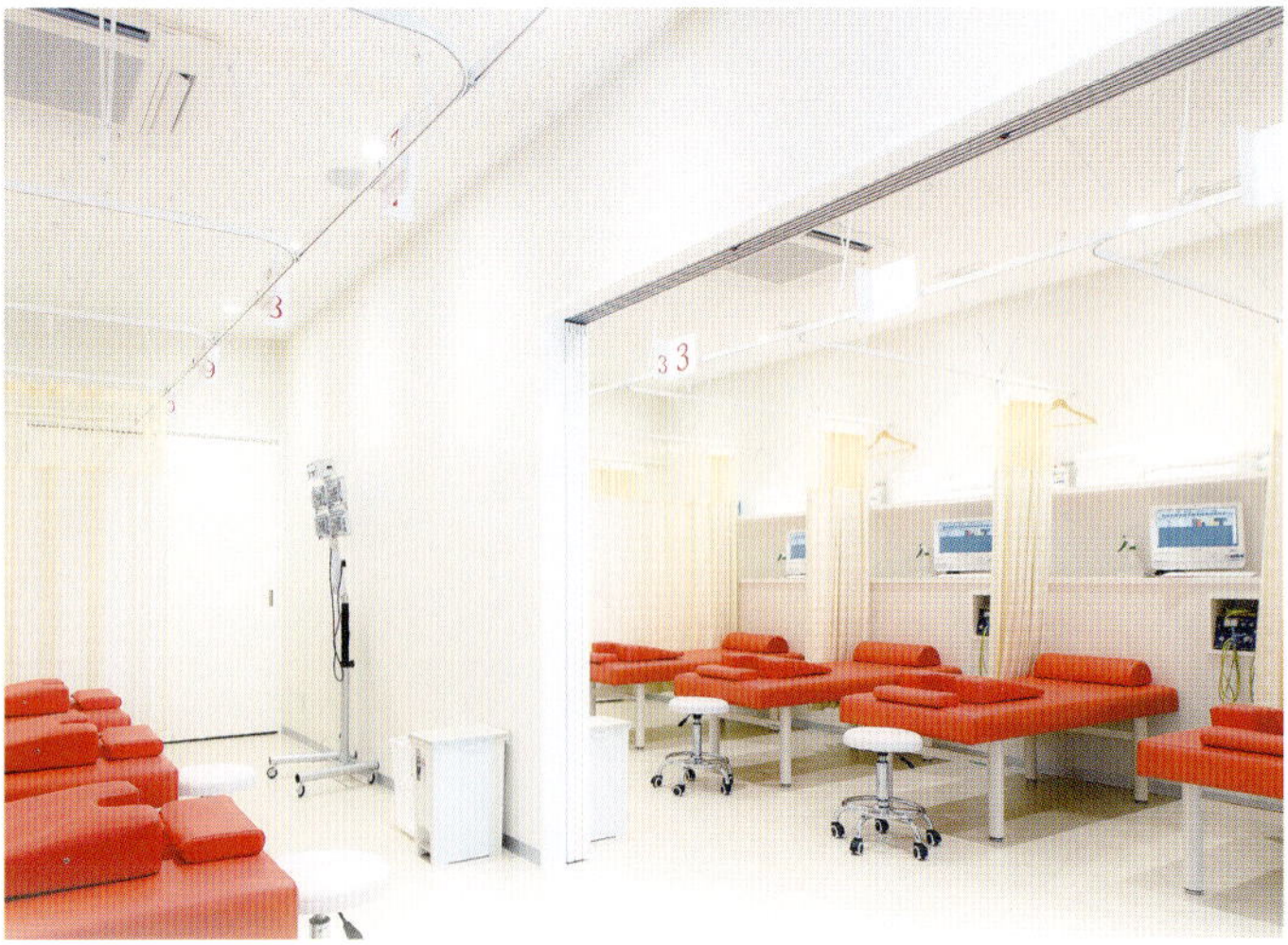

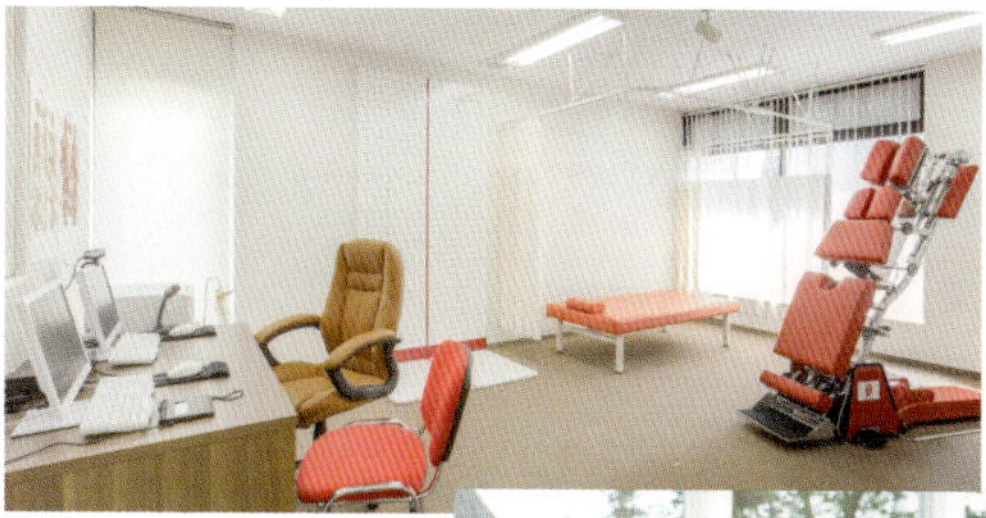

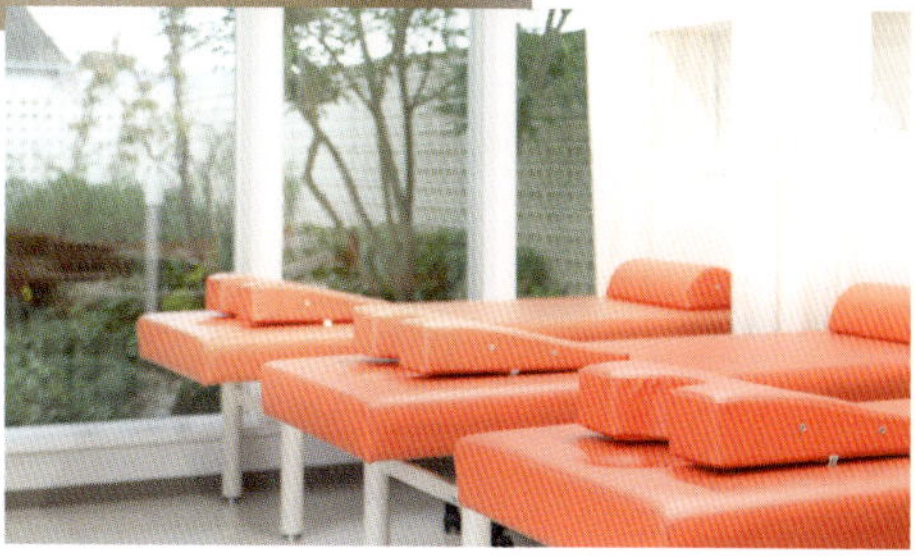

また、鍼灸接骨院は清潔であることが大切です。ですから床材や壁紙にも気を遣い、どの院の壁紙も抗菌素材のものを使っています。

「ほねつぎ」は、あとから詳しく説明するとおり、院によってオーナーは別々です。ときには「この壁紙高いですね」と言われてしまうことがありますが、それでも「この素材で統一させてください」とお願いしています。

駅前よりもロードサイドの大型院

「ほねつぎ」という鍼灸接骨院を始めたとき、じつは4パターンの立地を考えました。

①駅前
②商店街のなか
③所得レベルが少し高い世帯が集まっている住宅街
④主要幹線道路に面したロードサイド

当初からゆくゆくは多数の鍼灸接骨院を展開していくこと、それも大型の院を展開していくことを考えていましたから、まずは前述のような4パターンの立地で実際に院をつくり、検証することにしました。

その際、近隣調査も行って、どんな人たちが住んでいるのか——世帯数や年齢構成、家族構成、所得水準など——も調べました。

この4パターンのうち、どの院が一番うまくいったと思いますか？

駅前が一番患者さんが集まりそうでしょうか。

答えはロードサイドでした。主要幹線道路沿いだと所得や世帯構成に振り回されることなく、いろいろな患者さんが集まりやすかったのです。

そしてもう一つわかってきたことは、主要幹線道路沿いにはコンビニ跡地が多いということ。コンビニ跡地の良いところは、すでに精度の高い商圏調査が行われていることです。

私たちも出店するうえで調査を行いますが、コンビニを出店するときに行われる商圏調査はとても綿密です。そんな綿密な商圏調査を行ったうえで、企業が「ここはいい立地だ」と太鼓判を押してコンビニを出店しています。

そうなると次に気になるのが、「どうしてそのコンビニは潰れたのか？」。コンビニ跡地を何軒も何軒も見ているうちに気づいてきたのは、後から最大手のコンビニや最大手のスーパーがすぐ近くにオープンして潰れてしまったというパターンが多いということでした。

つまり立地としては確かに良かったものの、競合する大手小売店がすぐ近くにできてしまったため、お客さんを奪われてしまったというわけです。でも、鍼灸接骨院である「ほねつぎ」にとっては、魅力的な小売店や飲食店が近くにあればあるほど、むしろ大歓迎です。

というわけで、ロードサイドを主体に「ほねつぎ」を展開していきました。

もう一つ院の立地を考えるときに心に留めていることとは、「二番立地がよい」ということです。ロードサイドでも、いろいろなメジャーブランドが競って出店をしているような目抜き通りよりも二番手くらいがよい。なぜなら、家賃をおさえながら広い駐車場を確保することができるからです。

・ロードサイド

・コンビニ跡地

・二番立地

この三点がいまのところ私たちが考えている黄金の法則です。

今後、院の数が増えれば一般の人たちが普段の生活のなかで「ほねつぎ」を目にする機会はもっと増えていくでしょう。特に地方は車社会なので何気なく車を走らせているときに、「そう言えばあの看板どこどこを走っていたときにもあったよね」と、ふと気づくということも。その広告効果は大きいと思います。

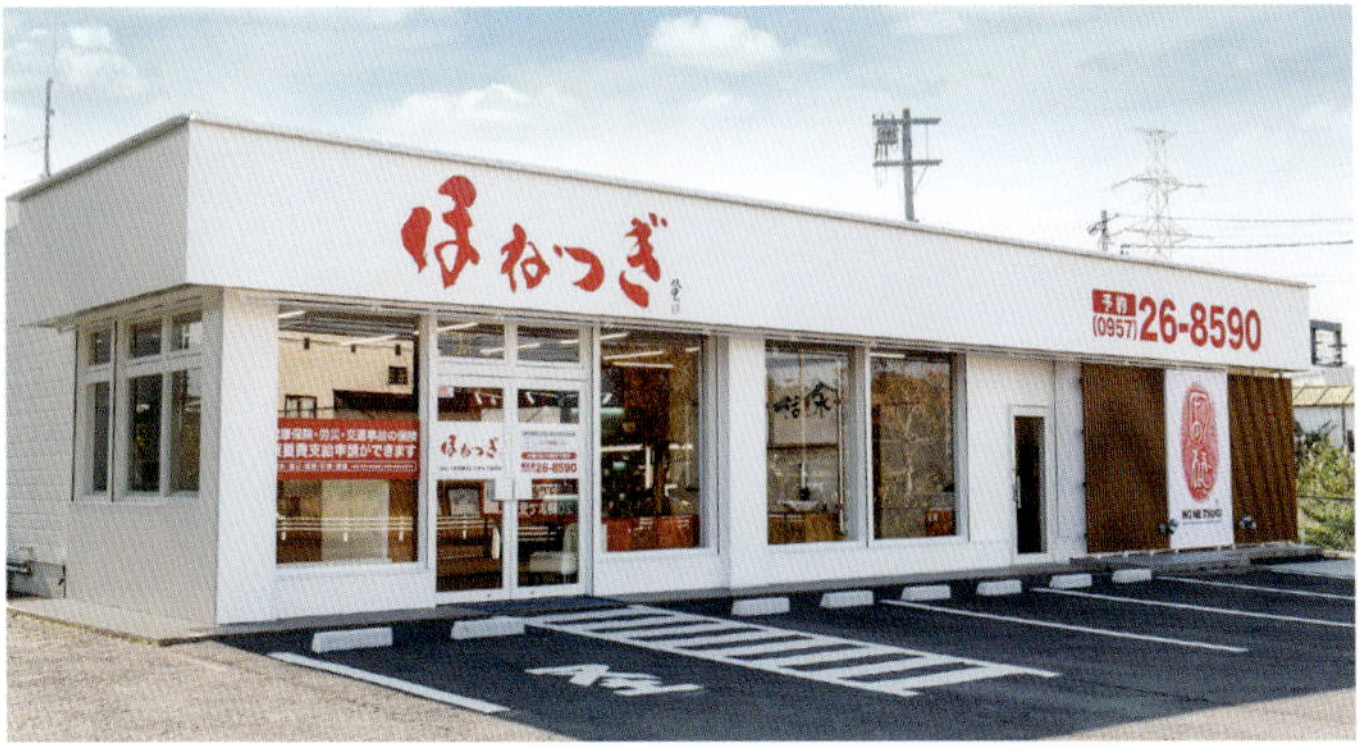

「ほねつぎ」の院は、なぜ大型なのか？

「ほねつぎ」の院は、50坪以上を基本としています。一般的な鍼灸接骨院と比べると、かなり大型です。これは、飲食店、特にラーメン店の動向から学んだことです。

屋台で始めたお店がそこそこ儲かって、次に店舗をつくる。そうやって、10〜20坪くらいの小型のラーメン店がたくさんできたものの、あるとき大型のラーメン店ができ始めたところ、味もサービスもそこそこだった小型のお店は、お客さんをとられていった——。そんな事例を多く見聞きしました。

大型店の強みは、単にお店が広く集客ができるということだけではありません。大型だからこそスタッフの人数も多く、教える人と教わる人がいて技術も向上していくという面もあります。

私は、鍼灸接骨院業界でも同じことが起きるのではないかと考えました。大型の院で、より良い設備を整えて、教える側と教わる側が切磋琢磨しながら技術レベルも上げていけば、より多くの患者さんに必要とされる院になるのではないか。そう考えて「ほねつぎ」は大型の院にしたのです。

	ほねつぎ	一般的な鍼灸接骨院
経営スタイル	法人	個人
規模	大型 （50坪）	小型 （10〜20坪）
商圏	クルマで10分圏内	自宅から徒歩圏内

本物だからこそ、30〜40代の女性に選ばれる

「鍼灸接骨院を全国にチェーン展開しています」と言うと、こう言われることがあります。

「これからは超高齢社会なので、ますます必要になってくるでしょうね」

今後ますます高齢者が増えていくことは確かです。

これから先、鍼灸接骨院の活躍の場が広がるということも正しいと思います。

しかし、「高齢者が増えるから鍼灸接骨院がますます必要になる」という問いに対しては、「少し違うのでは？」と私は思っています。

人は誰でも年を重ねれば、「膝が痛い」「腰

が痛い」などいろいろな体の不調が出てきます。そのような人たちの体のケアは、もちろん鍼灸接骨院は得意です。

ただ、私たちの会社では2016年3月現在、全国1800の鍼灸接骨院（会員）に対して療養費の請求業務支援も行っているのですが、そのデータを見ると、一院あたりの高齢者の来院数は年々減っているのです。

その主な理由は、デイサービス（通所介護）やデイケア（通所リハビリテーション）など、介護サービスの利用によるものだと思われます。今後も高齢者は増えますが、国が莫大な予算をかけて介護保険制度を維持する限り、高齢者の体のケアに関して中心となるのはデイケアなどの介護サービスでしょう。

ですので「ほねつぎ」では、いままでの鍼灸接骨院のように高齢者ばかりを対象にするのではなく、高齢者以外の方々にも喜ばれる院をめざすべきだと考えています。具体的には、健康や美容に対する意識の高い30〜40代の女性に意識を向けています。

30〜40代の女性というのはフットワークが軽く、初めてのものに対しても「興味を持ったら試してみよう」というアクティブな人が多い世代です。

それに対して高齢の方は慎重な方が多い。鍼灸接骨院に限らず新しいお店ができたからといって、すぐに行ってみようとする方は少数派でしょう。

だからこそ「ほねつぎ」では、30～40代の女性の方を意識して「猫背プログラム」「産後骨盤プログラム」といった健康や美容をサポートする自費の施術メニューを導入したり、キッズスペースを設けたり、男性用と女性用のトイレを必ず分けるなど、女性が来院しやすい院づくりを行っています。

彼女たちが施術を受けてみて、「良い」と思ったら、お父さん、お母さんを連れて来てくれるでしょう。30～40代の親世代は、60代以上のシニア層です。また、お子さんがいることも多いので、スポーツで膝を痛めた、捻挫をしたといったときにお子さんも連れて来てくれるかもしれません。先述したとおりロードサイドの「ほねつぎ」には駐車場が完備されているので、1台の車に複数人乗って来てくれるということもあるのです。

さらに30～40代というのは、ツイッターやフェイスブックといったSNS（ソーシャル・ネットワーキング・サービス）を使いこなしている世代です。「ほねつぎ」に来て本当に

「良い」と思ったら、「あそこ、良かったよ！」とリアルタイムで良い情報を発信してくれます。逆に嫌な思いをしたり、施術が良くなかったら「全然良くなかった」との感想を流されてしまいます。

ですので「高齢者を主な対象にするのではなく、30〜40代の女性にまずは来てもらいましょう」という戦略は、「ほねつぎ」の施術・サービスが本物でなければ絶対に成り立ちません。

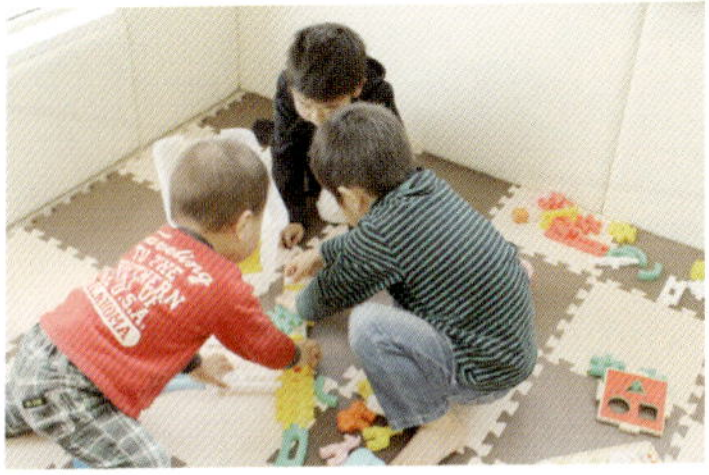

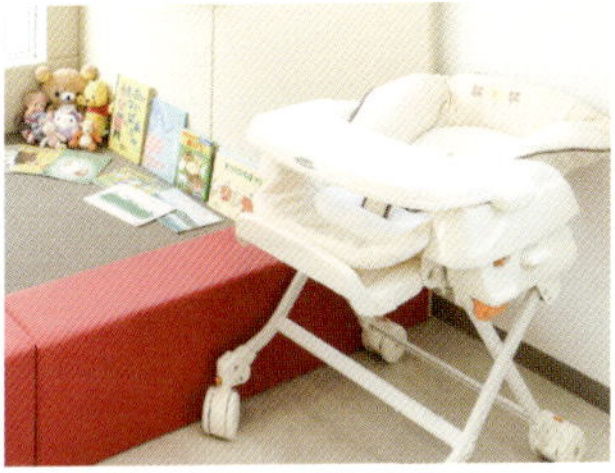

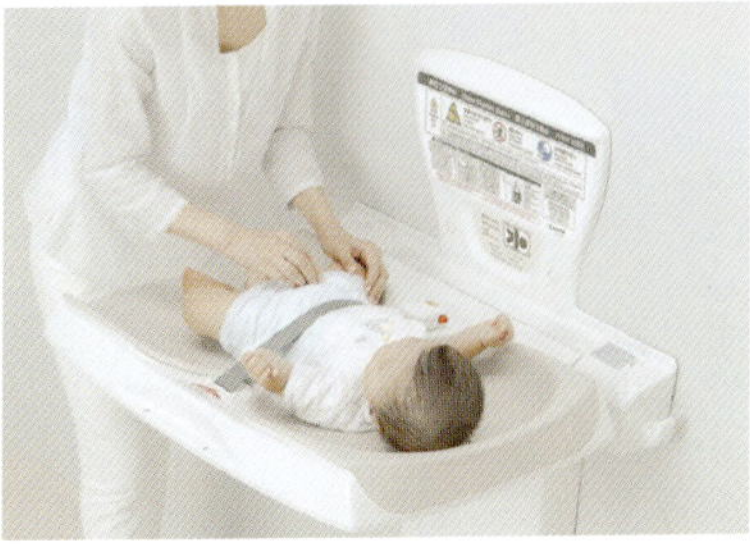

「ほねつぎ」に至る経緯①柔整学科２年で開業

ここまで「ほねつぎ」とはどんな院なのか説明してきました。こうした形に至ったのは、この業界に足を踏み入れてからの私自身の体験が関係しています。「なぜ、『ほねつぎ』をチェーン展開していったのか」を説明するために、まずは少し昔話をさせてください。

私は大学を卒業後、柔道整復師、はり師・きゅう師になるための学校に入ったのですが、大学在学中は相撲に明け暮れていたので、柔道整復、はり・きゅうの学校を何校も受験したものの、すべて不合格でした。そして8回目の受験でようやく合格したのは希望していた柔道整復学科ではなく、鍼灸学科のみでした。

というわけでまず鍼灸学科に入り、同時に修行場所を探しました。鍼灸接骨院の先生のところに行って、「雇ってくれませんか?」と門を叩いてまわったのです。当時は本当にひどくて、「雇ってほしかったら、まずは3年間トイレ掃除をしろ」なんて言われたこともあります。

下働きをしながら技術を盗むのが当たり前の時代でした。それでもいろいろな院をまわって、なるべくよく教えてくれる先生を見つけて弟子入りをしました。

そこでもトイレ掃除をはじめ下働きはたくさんありましたが、当時にしてはとてもよく教えてくれる先生でした。朝から晩まで、学校に行く時間以外は院で働いて月給は3万円でしたが、当時はそれが当然のことであると認識していました。

私は、大阪府吹田市にある学校の夜間部に通っていました。当時住んでいたアパートから電車で30分くらいのところに学校はあったのですが、電車に乗るお金なんてなかったので、毎日自転車で通っていました。もちろん風呂ナシ共同トイレのアパートでしたが、修行させてもらっていた院でお風呂にも入れてご飯も食べさせてもらえたので、月給3万円でもなんとか生活はできたのです。

朝、アパートから院まで40分くらいかけて自転車で行って、夕方まで働いて、終わったらまた自転車に飛び乗って40分くらいかけて学校まで行って授業を受ける。そして帰りに院に寄ってシャワーを浴びて、ご飯を食べさせてもらって家に――。そんな毎日でした。

クラスのみんなも同じようなもので、月給が一番高かった人でも7万円、なかには寮つきの接骨院で働いていて月給1万5千円という人もいました。そうやって修行するのが当たり前とされていた時代だったのです。

そんな生活を3年間続けて、はり師・きゅう師の資格を取得し、次は柔道整復学科に通おうと思ったのですが、またもや受験に失敗。1年間別の鍼灸接骨院で修業をしながら受験を続け、1年後にやっと柔道整復学科に入りました。そして柔道整復学科2年生のときに鍼灸接骨院を開業しました。

といっても当時はまだはり師・きゅう師の資格のみで、柔道整復師の資格は持っていません。ですから柔道整復師を雇って鍼灸接骨院を開業したのです。

当時は、自分で柔道整復師の資格を持っていないのに接骨院を開業する人なんて、ほとんどいませんでした。なぜなら柔道整復師の免許を取って、修行をして、修行先の師匠から「そろそろどうだ？」と言われて開業するというのが、暗黙の了解と言いますか、自然な流れだったからです。

ですので柔道整復学科2年生のときに開業したところ、「そんなこと、できるの？」と、周りからは相当驚かれました。でも、私の場合最初についた師匠が良い人で、「開業するとはどういうことか」を教えてもらっていましたから不安はありませんでした。それが2000年、28歳のときです。

「ほねつぎ」に至る経緯②
企業をスポンサーに

柔道整復学科2年時に開業した鍼灸接骨院は、おかげさまで早い段階で軌道に乗りました。しかもベッド台数1～5台という小規模の院が多いなか、ベッド10台の院をつくり成功させることができたのです。

貧乏学生だった私がなぜ開業できたのか、不思議に思う人もいるでしょう。

当時、まだ学生だった私に融資をしてくれる銀行はどこもありませんでした。というのは、当時の鍼灸接骨院業界は、社会保険を完備するどころか、月給数万円で弟子を雇っているような世界だったので、社会的な信用が低かったのです。

銀行は貸してくれない。かと言って、親に

頼れるような状況でもない。そこで私は、資金を提供してくれる人を探すことにしました。手書きのプレゼン資料をつくり、知り合いのつてをたどって何人もの人に直談判し、なんとかスポンサーになってくれる人を見つけたのです。ちなみに開業する場所にしても、大学の相撲部時代の後輩の紹介で、通常よりも安い家賃で借りることができました。

いま振り返れば、この最初の開業経験が「ほねつぎ」の原点です。

柔道整復師の免許を持っていないなら、雇えばいい。

資金がないなら、資金のある方にスポンサーになってもらえばいい。

当時は、「自分がまだ柔道整復師の資格を持っていなかったから」「お金がなかったから」、苦肉の策での手段でしたが、まさに現在の「ほねつぎ」の形につながっています。

「ほねつぎ」に至る経緯③ 最初の鍼灸接骨院が流行った理由

ベッド台数10台の院で開業したと書きましたが、そうすると設備投資にお金がかかるので不安要素が増えます。しかもまだ柔道整復学科2年生という立場での開業ですから、なおさら「なぜ？」と思うかもしれません。なぜ流行らせる自信があったのかと言うと、修業時代に「もっとこうしたらいいのに」と感じていたことを、自分の院では一つひとつ実践していったからです。

何より修業時代にもどかしく感じていたのは、「もう少しサービス精神を取り入れれば、もっと流行るのに」ということでした。そこで自分の院では、まず患者さんが来られた時に元気よくあいさつすることから始めました。

当時は、患者さんが来てもあいさつさえしない院もあったのです。恐る恐る患者さんが受付に行って、ようやく「今日はどうしました？」と聞かれる。そんなところ、行きづらいですよね。当初は、私と柔道整復師、受付の3人で開業したのですが、その3人で声を合わせてしっかりあいさつをするということを徹底しました。

また、質問票と施術録（カルテ）も工夫をしました。

まず、質問票を取り入れました。受付で待っている間に患者さんに記入してもらって、施術室では記入してもらった内容を見ながら体の状態をチェックしていくという流れにしたのです。いまでこそ当たり前ですが、当時は私が修業をしていた院も含め、質問票を導入している院なんてほとんどありませんでした。

一方、施術録はと言えば、義務ですから当然どこの院でも患者さんごとにつくっています。ただ、一般の施術録は項目が非常に少なかったので、できるだけ詳細に書き込めるようにオリジナルの施術録をつくりました。

施術録は、患者さんの状態や施術内容を記載していくためのものですが、私が新しい項目として加えたのは、患者さんの趣味や嗜好といったプラスαの情報でした。施術中の何気ない会話から「どこどこに旅行に行ったんです」とか「孫ができた」といった、その方の身の回りで起こったこと、生活環境、家族のことなどを書き込むようにしました。

それで何が変わるのかと言えば、「会話」です。たとえば1年後にその患者さんが再来院されたときに、施術録に記載されている内容を見て、「今年の夏もどこか行かれたんですか?」「お孫さん、大きくなられました?」といった話ができるようになります。

正直なところ1年前に来られた患者さんと交わした会話の内容までさすがに覚えてはいませんが、施術録に書いて残しておくと、そういう会話ができるわけです。技術レベルが高いのは当たり前として、技術以外のサービスの部分も質を高めていきました。そうすると、ファンになってくれる患者さんが増えていきました。

それと同時に増えたのが、「働きたい」という若手の柔道整復師たちです。ちょうど私が開業した直後から、養成学校の数が増えて学生や資格者の数も増えていきました。そういう時代背景も良かったのだと思いますし、給与体系を変えたのも一つの要因でした。

自分の修業時代のように月給3万円では良くないと思ったので、最低限生活ができる程度の給与からスタートするようにしました。確か、月給13万円からだったと思います。これは当時としては破格でした。

それで「働きたい」という柔道整復師や学生たちが集まり、同時にその働き手を抱えられるだけの患者さんも増えていきました。そうすると自然に「じゃあ、近くにもう1院出そうか」という話になって、次々と院を増やしていったのです。

私がオーナーになって鍼灸接骨院をつくり、既存の院でがんばっている柔道整復師を院長に抜擢するという形で、最初に鍼灸接骨院を立ち上げてから5年が経つ頃には、20数院にまで増えていきました。

「ほねつぎ」に至る経緯④
流行る院ほど、キャッシュフローが悪くなる!?

鍼灸接骨院が20数院にまで増えていくと、気になることが出てきました。

新しい院を立ち上げるたびに、療養費の請求システムをメーカーから買わなければいけない。院内の什器・備品を家具屋で買い揃えないといけない。施術券は印刷会社に依頼しなければいけない。とにかく買わなければいけないものがたくさんありました。

これらをすべて外部に注文して定価で仕入れていたわけです。もちろん業販なので多少は安いのですが、仕入れ値はもっと安いはずです。

ふと、「これからも鍼灸接骨院を増やすのであれば、これらをまとめて提供できる会社をつくったらどうか」と考えました。それがいまの会社を立ち上げたきっかけの一つです。

また、その頃には、自分が直営で運営していた院とは別に、他の鍼灸接骨院の立ち上げもお手伝いするようになっていました。それまでに自分が経験してきたことをふまえて、手取り足取り教えていたので、お手伝いした院も流行って「おかげさまでうまくいったのでもう1院出します」と2院目を出す人も出てきていました。

ただ、うまくはいっていましたが限界も感じていました。というのは、私自身が直接かかわって支援しながら新しい鍼灸接骨院を立ち上げていたので、どうしても数に限りがあったのです。

さらに20院、30院と立ち上げを経験しているうちに、「流行る院ほどキャッシュフローが厳しくなる」ということもわかってきました。

自費の施術は別として療養費の施術の場合、患者さんに施術を行いその日に受け取るのは患者さんの自己負担分のみ。残りは各保険者に申請をして、保険者から支払われますが、それはだいたい4~6カ月後に請求した額の9割程度です。

しかし、増えていく患者さんに対応するためにスタッフは雇用しなければいけないので、人件費は先に必要になります。また、毎月の家賃も重くのしかかります。

オープン後、右肩上がりに患者さんが増えている期間は、コストを先に投じていかなければいけません。5年ほど経って患者数が高止まりしてくると、コストと収入のバランスが安定してきて、キャッシュフローも回るようになってきますが、流行れば流行るほど最初の数年が厳しい。そのことに次第に気づいていきました。

「ほねつぎ」に至る経緯⑤経営と資金を切り離すべき

流行るほどキャッシュフローが厳しくなるということに加えて、いろいろな鍼灸接骨院の開業を支援するうちに、もう一つ気づいたことがあります。それは経営的な発想が乏しい先生が多いということです。

うまくいっている鍼灸接骨院の先生に話を聞いても、たまたま患者さんがたくさん来て運よく当たっているだけで、細かな経営分析を的確にやっている先生はいませんでした。

たとえば、「従業員1人あたりの生産性はどのくらいか」「新たに1人採用するには、患者さんをどのくらい増やさなければいけないか」といったことを把握できている先生はほとんどいなかったのです。多くの先生は、いわゆるどんぶり勘定でした。

ただ、それは当然のことなのです。柔道整復師や、はり師・きゅう師になるための学校では技術しか学びません。院の経営については、なにも教えてはくれません。

開業してうまくいっているのは、経営の知識がないまままたま運よく成功しているか、あるいは脱サラして資格をとって開業するなどもともと経営の下地がある人がほとんどで、経営感覚を持っている先生はごくわずかです。

もっと言えば、患者さんのことをよく考え、技術にも長けているのに、施術に一生懸命なあまり院の台所事情なんてそっちのけになっている先生も、なかにはおられます。そういう鍼灸接骨院はどうなるのかというと、結局は潰れてしまいます。それは、施術を受ける患者さんにとっても不幸です。

キャッシュフローが厳しくなるということは、経営が安定するまでを支えてくれる資金が必要。

院長が経営を学んでいないということは、経営的な感覚を持っている人が必要。

これらを柔道整復師や、はり師・きゅう師に求める必要はないわけです。ある程度の資金もあり、経営にも長けている企業をオーナーにすることで解決します。

「オーナー」「柔道整復師・はり師・きゅう師」「本部」の役割分担

全国に76院ある「ほねつぎ」の鍼灸接骨院は、様々な業種の企業にオーナーになっていただいています。このことが「ほねつぎ」の大きな特徴です。

一般的な鍼灸接骨院は、柔道整復師や、はり師・きゅう師といった資格者自身がオーナー（経営者）も務めます。一方、「ほねつぎ」では企業にオーナーになってもらい、長期間の事業計画で投資していただいています。

オーナーには、資金提供と経営をお願いする。

ただ、オーナーは鍼灸接骨院業界のことはよく知らないので、「ほねつぎ」本部が、開

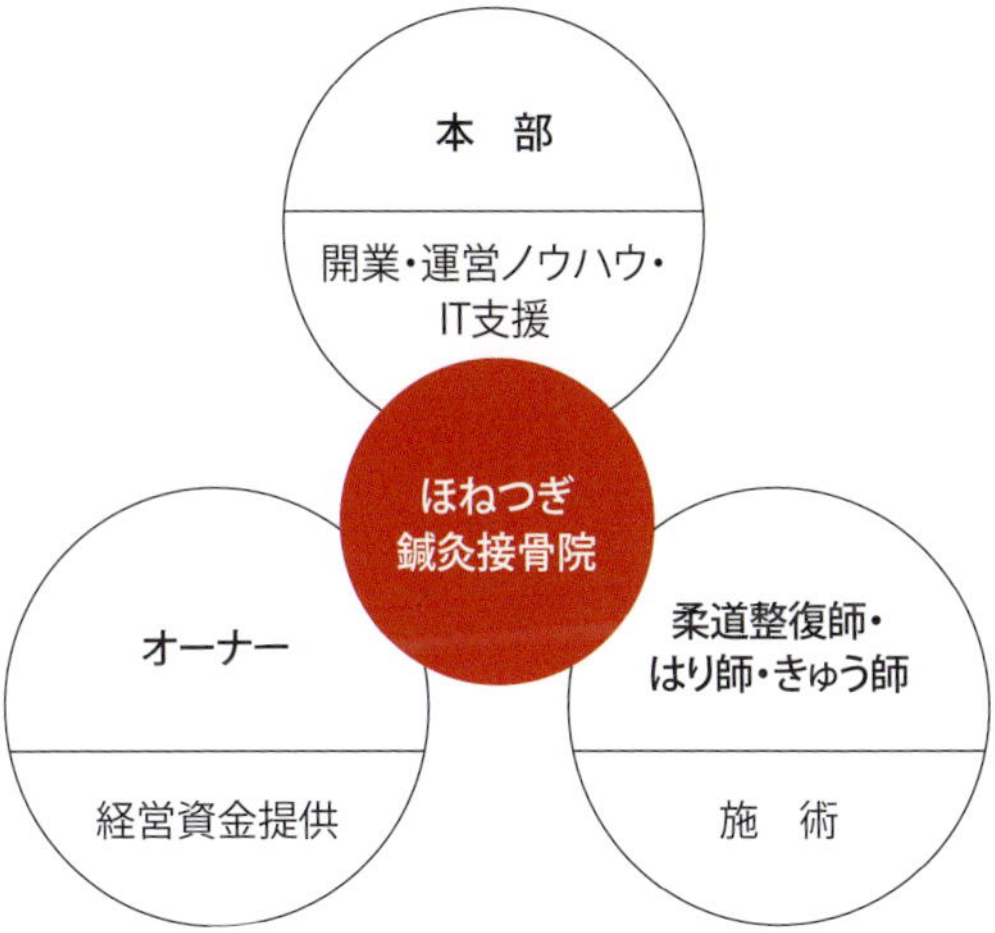

業や現場運営のノウハウを提供する。
そして柔道整復師や、はり師・きゅう師といった資格者は施術に専念する。
「ほねつぎ」では、こうして三者で役割分担をし、柔道整復師や、はり師・きゅう師たちが施術に専念できる環境をつくっています。

ＩＴシステムを活用し、施術に専念できる環境を

「オーナー」「柔道整復師・はり師・きゅう師」「本部」の三者が役割分担をすることに加えて、柔道整復師や、はり師・きゅう師の先生たちが施術により専念できるようにするために取り入れているのがＩＴシステムです。「ほねつぎ」では、受付、院長室、施術室の各ベッドサイドにパソコンを置き、患者さんの情報をすべて、独自で開発した「オペレーションシステム」上で管理しています。

患者さんが来院されたら、まず受付で来院登録を行う。そして受付スタッフが保険証情報などを登録している間に、患者さんにタッチパネルの画面で質問票に回答してもらう。

院長室には2台のパソコンがあり、1台で質問票を見ながらヒアリングを行い、もう1台でうかがった内容をシステムに登録。同時に、施術計画を立ててシステム上で施術の指示を出す。

他のスタッフは、施術室のベッドサイドにあるパソコンで患者さんの情報を確認し、指示どおりに施術を行う。

そして施術が終わったらシステムを使って会計をする。

「受付→院長のカウンセリング→施術→会計」という一連の流れを、すべてシステムを使って管理しているわけです。

このシステムは、私たちの会社で独自に開発したものです。他の鍼灸接骨院にはないものなので、「ほねつぎ」で働き始めた当初は戸惑うスタッフもいます。特にパソコンに不慣れな先生からは、「最初は操作に苦労しました」と言われます。

ただし難しい操作ではありません。使っていくうちに慣れてくると、「楽になった」「効率が上がった」と言ってくれます。施術録を見るにしても棚から探す必要はなく、システ

番号	患者名	保険種類	負担割合	医療助成	保険料金	自費料金	現金売上	ｸﾚｼﾞｯﾄ売上	備考	状態	処理
8479 16:04 HS	イノウエ ミキ 井上 美希	保険証わすれ	3割		2,720 (柔)	2,700	3,520	0	Honey-Style 予約16:30	施術中	保険証画面へ 質問票 開始 施術内容 自賠 領収書 終了 保険証確認 サイン確認 作業時間 販売 労災 削除
21654 16:03	イシハマトクイチ 石濱徳一	保険証わすれ	3割		0	2,700	2,700	0	予約16:00	施術済	保険証画面へ 質問票 開始 施術内容 自賠 領収書 終了 保険証確認 サイン確認 作業時間 販売 労災 削除
21913 15:38	ヤマダ イチロウ 山田 一郎	市町村国保	3割		0	0	0	0		受付済	保険証画面へ 質問票 開始 施術内容 自賠 領収書 終了 保険証確認 サイン確認 作業時間 販売 労災 削除
51412 14:59	フチ マキコ 渕 麻紀子	保険証わすれ	3割		0	2,700	2,700	0	予約15:30	施術済	保険証画面へ 質問票 開始 施術内容 自賠 領収書 終了 保険証確認 サイン確認 作業時間 販売 労災 削除
21983 14:58	オオイシ タカヒサ 大石 敬久	保険証わすれ	3割		1,540 (柔)	2,700	3,160	0	予約15:00	施術済	保険証画面へ 質問票 開始 施術内容 自賠 領収書 終了 保険証確認 サイン確認 作業時間 販売 労災 削除
29 11:24	ヤスヤマ メグミ 安山 めぐみ	協会けんぽ	3割		4,626 (柔)(鍼)	2,700	4,090	0		施術済	保険証画面へ 質問票 開始 施術内容 自賠 領収書 終了 保険証確認 サイン確認 作業時間 販売 労災 削除
555 10:37 HS	ヤマザキ ユウヤ 山﨑 裕也	保険証わすれ	3割		0	1,620	1,620	0	Honey-Style 予約10:40	施術済	保険証画面へ 質問票 開始 施術内容 自賠 領収書 終了 保険証確認 サイン確認 作業時間 販売 労災 削除
444 10:37	ナカムラ エミコ 中村 恵美子	保険証わすれ	3割		2,720 (柔)	0	820	0	予約10:40	施術済	保険証画面へ 質問票 開始 施術内容 自賠 領収書 終了 保険証確認 サイン確認 作業時間 販売 労災 削除

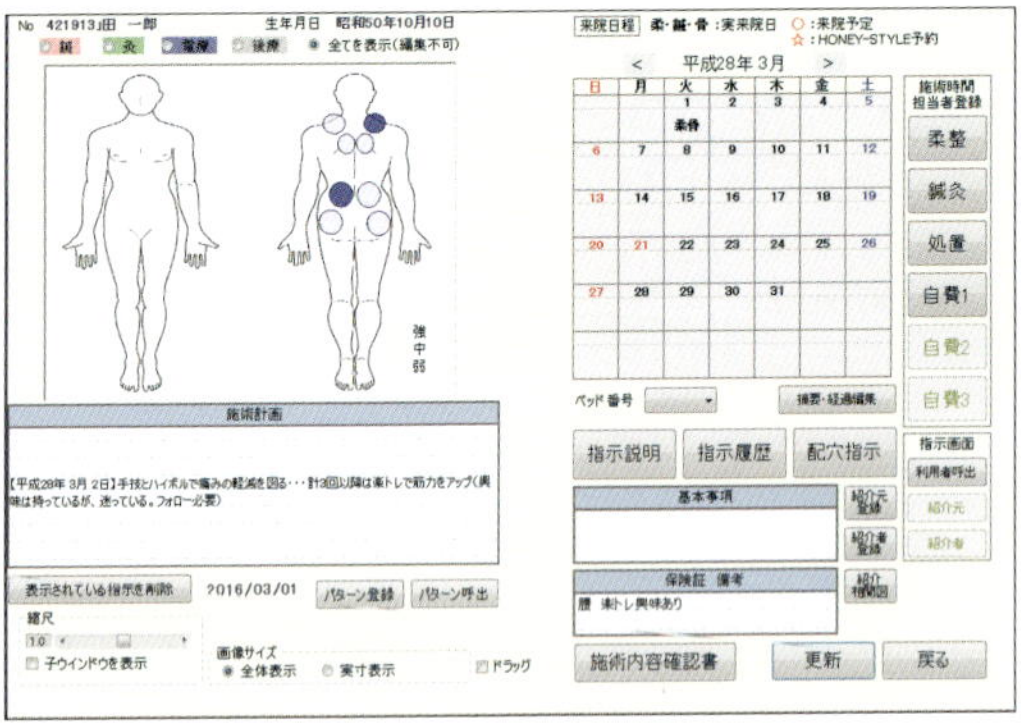

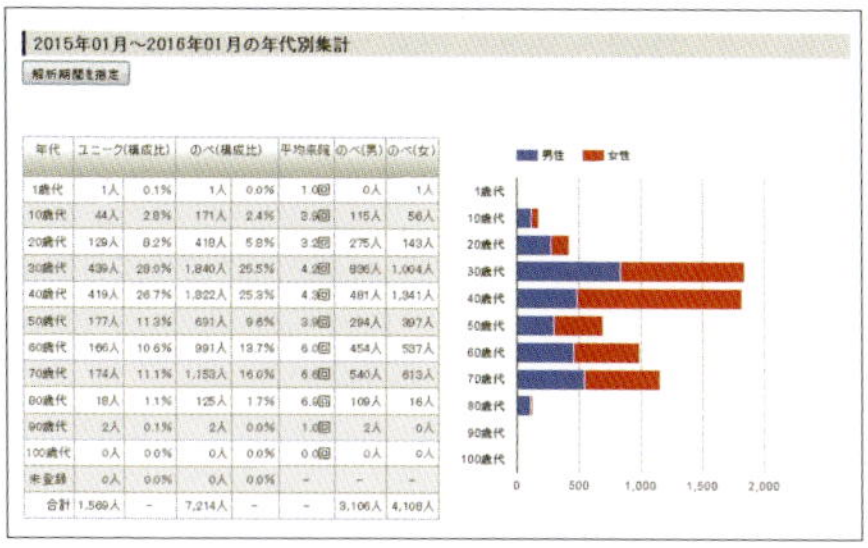

年代	ユニーク(構成比)		のべ(構成比)		平均来院	のべ(男)	のべ(女)
1歳代	1人	0.1%	1人	0.0%	1.0回	0人	1人
10歳代	44人	2.8%	171人	2.4%	3.9回	115人	56人
20歳代	129人	8.2%	418人	5.8%	3.2回	275人	143人
30歳代	439人	28.0%	1,840人	25.5%	4.2回	836人	1,004人
40歳代	419人	26.7%	1,822人	25.3%	4.3回	481人	1,341人
50歳代	177人	11.3%	691人	9.6%	3.9回	294人	397人
60歳代	166人	10.6%	991人	13.7%	6.0回	454人	537人
70歳代	174人	11.1%	1,153人	16.0%	6.6回	540人	613人
80歳代	18人	1.1%	125人	1.7%	6.9回	109人	16人
90歳代	2人	0.1%	2人	0.0%	1.0回	2人	0人
100歳代	0人	0.0%	0人	0.0%	0.0回	0人	0人
未登録	0人	0.0%	0人	0.0%	-	-	-
合計	1,569人	-	7,214人	-	-	3,106人	4,108人

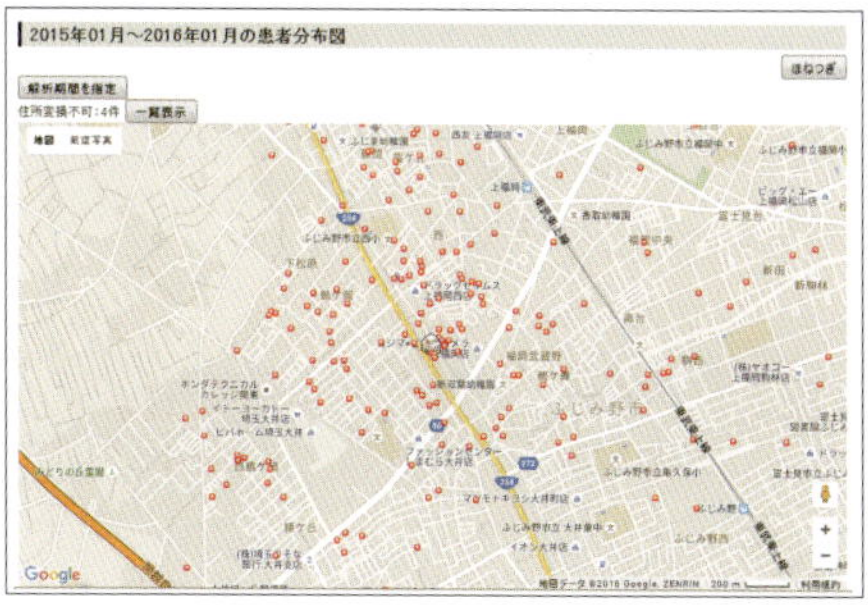

ム上でお名前を入力すればすぐに出てきます。療養費支給申請書の作成も簡単です。

これまでの鍼灸接骨院では、施術録の整理や療養費支給申請書の作成に時間がかかって、帰りが夜遅くなるのが当たり前でした。「ほねつぎ」では、プライベートな時間を十分に確保すること、しっかり休むことも大切だと考えています。ITシステムを使って業務効率を上げることは、その手助けをしてくれます。

また、システムを使って患者さんの情報を管理することは、スタッフ間での情報共有にも役立ちます。たとえば院長室で院長が「こういう訴え、こういう症状があったので、こういう施術をしました」とシステムに記録したとします。それを他のスタッフは施術室のモニターでチェックすれば、リアルタイムで情報を共有することができます。

さらに院内のオペレーションシステムは、経営分析ソフトとも連動しています。どんな患者さんが多く来院されているのか（性別、年代など）、どこから来院されているのか、リピート率はどのくらいか——といったことも簡単に分析することができます。

こうしたシステムは、病院ではすでに当たり前です。しかし、鍼灸接骨院業界ではまだ他にありません。柔道整復師や、はり師・きゅう師が施術に専念するために、ＩＴシステムを使っていかにサポートできるかということを「ほねつぎ」では考えています。

大きな会社のほうが働く人の環境は絶対に良い

柔道整復学科2年生のときに開業した際、すでに書いた通り、当時の業界水準に比べて給与を上げました。「ほねつぎ」では、さらに上げています。

なぜそれが可能になったのかと言えば、大きいのはやはり資金力と経営の知識です。ある程度規模のある企業にオーナーになっていただいているからこそ、給与水準も上げることができました。

規模の大きな組織のほうが働く人の環境は絶対に良い。私はそう確信しています。

健康保険、厚生年金保険、労災保険、雇用保険がすべて備わっていることはもちろん、給与が安定していますし、休みも十分に取ることができます。「院長だから休めない」ということもありません。勉強会に参加するときには、その参加費・交通費も支給されます。

企業がオーナーになることで、個人経営の鍼灸接骨院では整えられない環境を整えることができるのです。

柔道整復師や、はり師・きゅう師をはじめとしたスタッフの働き方は、「ほねつぎ」をつくるときに「絶対に変えたい」と思ったことの一つです。

いまの若い人たちには、私の修業時代のようなことはさせられませんし、受け入れてはもらえないでしょう。だからこそ働きやすい環境をつくって、良い人がたくさん集まってくるようにしたいと思いました。それが業界全体の底上げにもつながると考えています。

実際、「ほねつぎ」が給与水準を上げたところ、ほかの鍼灸接骨院でもだんだんと給与水準が上がってきました。結果、その人件費が経営を圧迫しているという側面はあるので、経営的な感覚を持っていない鍼灸接骨院は苦しんでいるという実状はありますが、いずれにしてもこの業界で働く人たちの環境は、確実に良くなってきています。

オーナー企業に求める２つの条件

働く人たちの環境を守るために企業にオーナーになってもらうわけですから、優秀な企業、良い企業にオーナーになっていただきたいと思っています。「ほねつぎ」のオーナーになってくれる企業を選ぶと言うとおこがましいのですが、オーナーに求める条件が２つあります。

一つは会社の経営状況です。

安定した経営基盤のある会社でなければ、短期の収益に左右されてしまいます。鍼灸接骨院も事業ですから、すぐに流行るケースもあれば、軌道に乗るまでに時間のかかるケースもあります。

もし経営基盤が不安定な会社にオーナーを

お任せすれば、軌道に乗せるまでの期間に給料の未払いが出てきてしまうかもしれません。

「ほねつぎ」では、給与は全院で共通の枠組みを設けています。具体的には88ページの表のとおりで、おそらく業界のなかでも最高水準を提示できているのではないかと思っています。

オーナーさんによっては、さらに手当をつけてくださったり、福利厚生を厚くしてくださったりしているところもあります。それはもちろん大歓迎ですが、その逆はNG。つまり私たちが提示している給与水準は、少なくとも守ってもらっています。

スタッフががんばって働いているのに十分な給与がもらえない、福利厚生がしっかりしていないということだけは絶対に避けたいので、オーナー企業に求める条件の一つめは、決まった給料をきちんと支払い、社会保険などの福利厚生も充実させて、スタッフが安心して働ける環境を整えてくれるかです。ですからオーナーとして加盟していただく際は、決算書や預金残高などの財務資料をかなりシビアに見させていただいています。

二つめの条件は、「地域の方々をまっすぐ・元気で・健康にする」という、「ほねつぎ」がめざす姿に共感していただけるかということ。

鍼灸接骨院の経営は、単なるビジネスではありません。健康を扱う専門家として、柔道整復師も、はり師・きゅう師も、あん摩マッサージ指圧師も、「患者さんのために」という奉仕する心を持っているように、オーナーにも「地域社会に貢献しよう」「地域の役に立とう」という気持ちを持っていてほしい。

病気になってからかかるのは病院ですが、これからは「病院にお世話にならずにすむような体をつくる」ことがもっと求められるようになるでしょう。「ほねつぎ」はまさにその担い手になります。

それらを理解し賛同してくれる人に、「ほねつぎ」のオーナーになってほしい。そう願っています。

ほねつぎのスタッフ募集要項（正社員の場合）

職　種	● 管理柔道整復師（院長） ● 柔道整復師（副院長） ● 柔道整復師 ● はり師・きゅう師 ● あん摩マッサージ指圧師
休　日	日曜日、隔週1日（シフト表による）、祝日、夏季・冬季休暇
求めるスキル	● 柔道整復師の国家資格を有する ● はり師・きゅう師の国家資格を有する ● あん摩マッサージ指圧師の国家資格を有する
給　与	■ 管理柔道整復師（院長） 月額35万円（基本給 30万円 + 役職手当 5万円） ※接骨院勤務経験2年以上 ※試用期間3か月の給与は基本給 22万円 + 役職手当 5万円 ■ 柔道整復師（副院長） 月額27～30万円（みなし残業手当含む） ※接骨院勤務経験2年以上、経験・能力による ※試用期間3か月の給与は総支給額23～25万円（みなし残業手当含む） ■ 勤務柔道整復師 月額23～27万円（みなし残業手当含む） ※未経験～接骨院勤務経験2年未満、経験・能力による ※試用期間3か月の給与は総支給額18～23万円（みなし残業手当含む） ■ はり師・きゅう師 月額21.5万円～（みなし残業手当含む） ※経験・能力による ※試用期間3か月の給与は総支給額18万円～（みなし残業手当含む） ※管理はり師・きゅう師は、月の鍼灸保険売上の入金額が50万円に達した場合には、基本給に加えて、当該入金額の10%相当額を加算した金額を歩合給として支給
待　遇	● 社会保険、労働保険加入 ● 制服貸与 ● 交通費支給（全額支給または規定額支給）

※詳細は、店舗により異なります　※試用中の期間・賃金額は経験・能力により決定
※みなし残業手当とは…毎月固定額で支払われる残業代（45時間分）残業していなくても、その金額の手当が支払われるもの。また、雇用契約書上の残業時間を超えた部分に対し、別途残業代が支払われる。

3章

なぜ、「ほねつぎ」では成長できるのか

最初の仕事は、２カ月間の研修

「ほねつぎ」では、新卒の人も経験者も、まずは大阪の本部で「スタッフ研修」を受けてもらいます。全国どこの院に就職するスタッフも、1～2カ月間、大阪に滞在して研修を受けて修了試験をクリアしてから、現場に出てもらっているのです。

これは受付スタッフも同じで、6日間と施術者よりも短い期間ですが、同じように大阪の本部に来て、接遇や金銭管理などについて研修を受けてもらっています。

入職時の「スタッフ研修」でまず大切にしていることは、「当たり前のことをちゃんとできる人」になってもらうということです。

柔道整復師にしても、はり師・きゅう師にしても、あん摩マッサージ指圧師にしても、国家資格を持っているということは、専門教育を受けて一定程度の知識は持っているということ。ただ、車の免許を持っていてもうまく運転できるとは限らないように、国家資格を持っていても社会で通用するとは限りません。

新卒の人だけではなく経験者であっても、じつは「社会人としてのマナーには自信がない」という人は多いものです。しかし、「ほねつぎ」をはじめ、鍼灸接骨院という事業における一番の商品は、「人と人が接すること」でしょう。しかも手で患者さんの体に触れるのです。人として社会人として礼儀正しく振る舞えるか、配慮ができるか、気配りができるかはとても大切だと思っています。

一般企業でもある程度の規模の組織であれば、新人研修を行

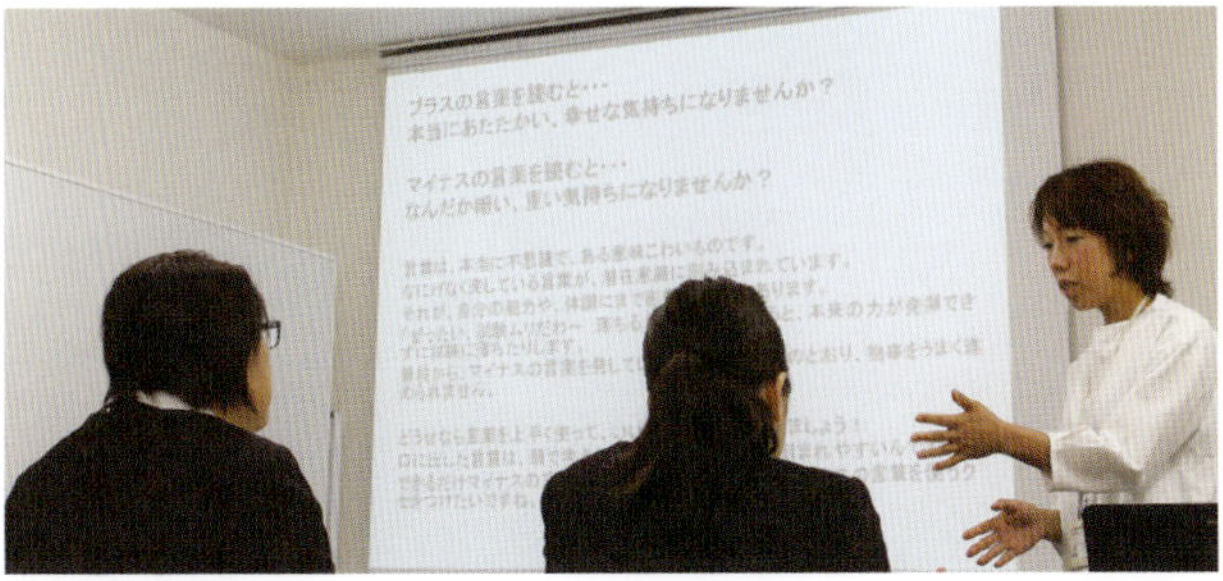

うのが当たり前。社会人としての考え方や、あいさつや身だしなみ、言葉遣いといった基本的なビジネスマナーをまず学びます。同じように「ほねつぎ」でも、施術家である前に社会人として、人として当たり前のことを当たり前にできるよう教育を行っています。

社会人としての常識が身についたら、次に柔道整復師、はり師・きゅう師、あん摩マッサージ指圧師としての技術を徹底的に学んでもらいます。国家資格者なので、新卒の人でも最低限のスキルはすでに身についているはずですが、やはり机上の勉強と現場で使えるスキルは違います。

また、経験者であっても、自分なりのやり方、余計な癖が身についてしまっていることは多いものです。経験者は自己流の方法や余計な癖をなくし、基本に立ち返ることからスタートします。

たとえば個人経営の鍼灸接骨院で働いた場合、師事した先生のやり方がすべてになってしまいます。たとえその先生がとても素晴らしい技術を持った先生だとしても、その先生流のやり方であることに変わりはありません。

「ほねつぎ」では、一人が教えるのではなく、それぞれの領域に長けた複数の経験豊富な施術家が教育を行います。

具体的には、次のような現場ですぐにいかせる技術を身につけてもらいます。

◉はり・きゅう
◉骨盤・骨格施術
◉猫背施術
◉産後の骨盤施術
◉痛みに対するハイボルテージ療法
◉トムソンベッドテクニック

資格を取ったばかりで患者さんへの施術が未経験でも、一人前の施術家として自信を持って現場に出て行けるように、経験者はさらにレベルアップして現場で活躍できるように、研修の内容も毎年ブラッシュアップしています。

「ほねつぎ」で使用している施術機器

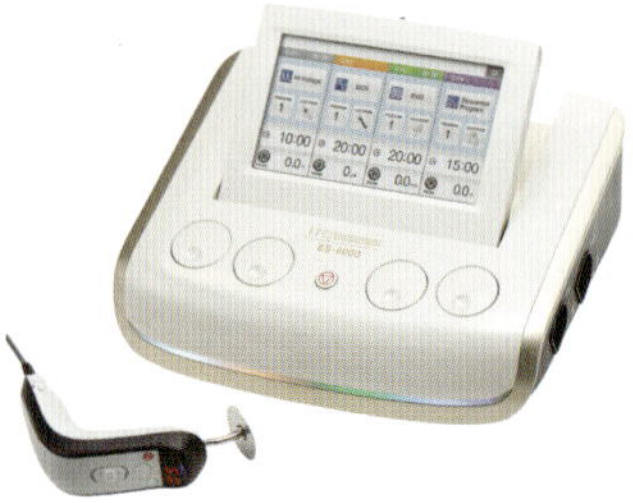

ハイボルト

高電圧電流による電流刺激を体の深部に到達させ、患部の炎症の抑制、痛みの軽減を図る。

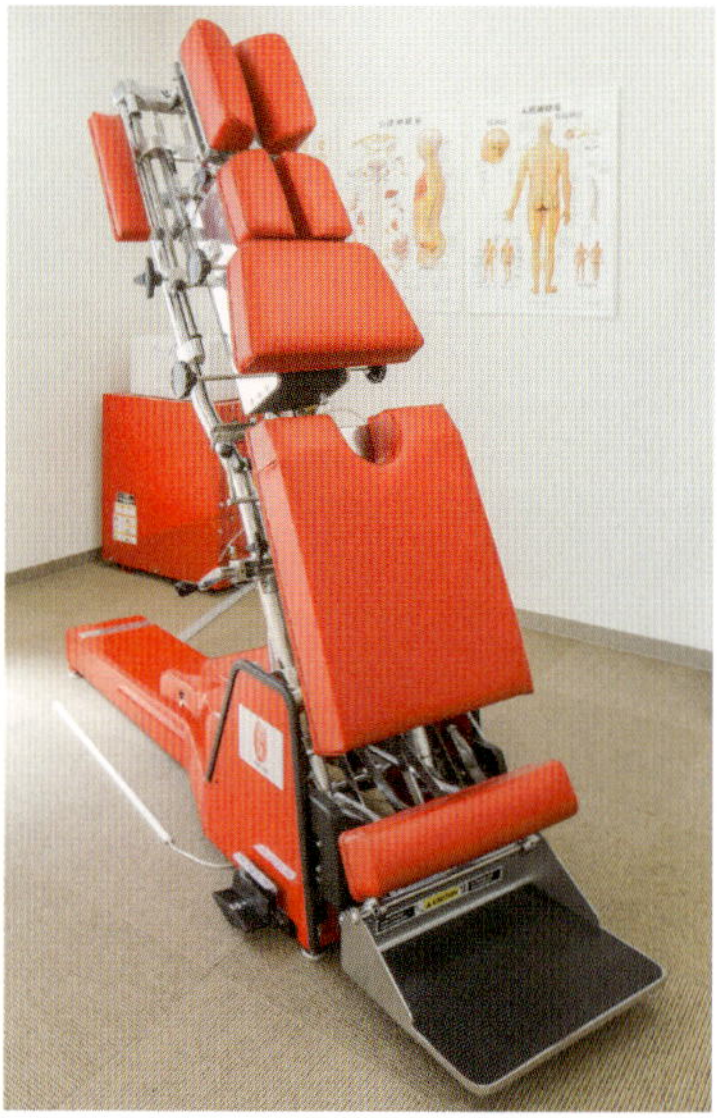

トムソンベット

カイロプラクティックの技法の一つである「トムソンテクニック」に使用する。

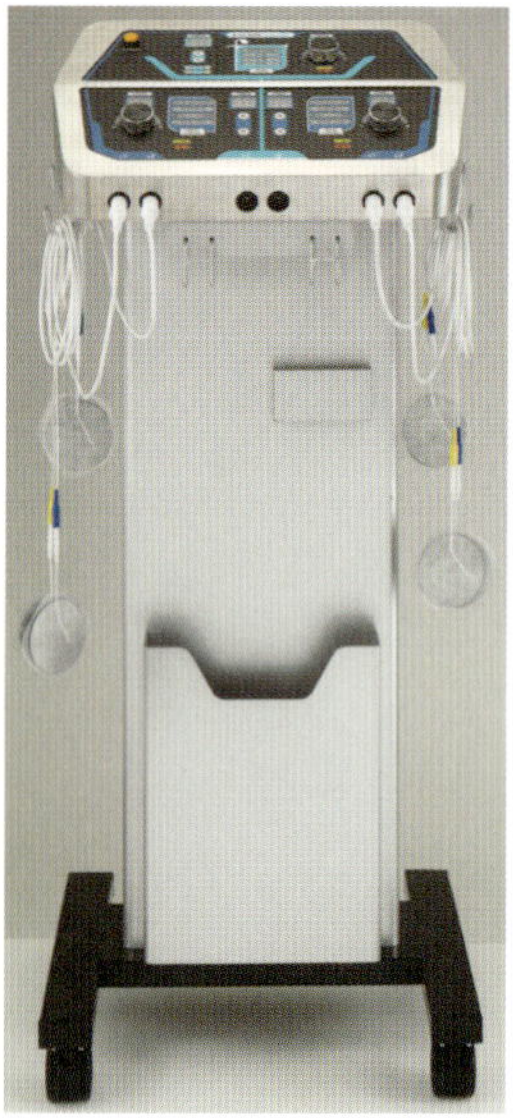

楽トレ

複合高周波EMSを用いて、インナーマッスルをはじめとする全身の筋肉をしっかり鍛える。

施術スキルだけではなく、人間力を鍛える

入社時の「スタッフ研修」で学んでもらうのは、社会人としてのマナーと施術のスキルだけではありません。次のような研修を用意しています。

〈スタッフ研修で学ぶこと〉

1 理念・マインド研修
2 コミュニケーション、接遇・マナー研修
3 カウンセリング研修
4 解剖学・生理学・療養費制度などの知識研修
5 技術研修
6 システム・オペレーション研修
7 販促研修
8 数値分析研修
9 現場研修

ご覧いただいてわかるように、かなり多岐にわたります。そのため教える側の講師も、経験豊富で多彩な施術家たちが揃っています。

10年以上に渡って、1日100〜200人の患者さんを受け入れる院を運営したことのある柔道整復師・はり師・きゅう師、1院で月1000万円の売り上げを出した柔道整復師・はり師・きゅう師、130件以上の鍼灸接骨院の開業支援を手掛けてきた柔道整復師・はり師・きゅう師、海外の東洋医学クリニックでの経験もある柔道整復師・はり師・きゅう師、最新の療養費情報に詳しい柔道整復師・はり師・きゅう師など、私が信頼する講師ばかりです。

入社時のスタッフ研修で学んでもらうことはどれも大切ですが、そのなかでも、社会人としてのマナー、施術のスキルと並んで私がとても大切だと思っているのが、理念・マインド研修と療養費制度などの関係法規の知識研修です。

第1章で、業界内で一部とはいえ不正請求が起こっているという話を書きました。不正のない業界にするためにまず大事なのは、施術家自身の倫理観だと思います。

医学部では医療倫理という授業があるそうです。「医師は、どういう心構えであるべきか」といったことを学び、考える機会が設けられています。ところが柔道整復師や、はり師・きゅう師、あん摩マッサージ指圧師の場合、そのような授業がないためか、倫理教育がすっかり抜け落ちてしまっているように感じます。

また、「柔道整復師法」や「あん摩マッサージ指圧師、はり師、きゅう師等に関する法律」は試験用にしか学んでいません。試験のための勉強では学べない、開業すれば真っ先に必要となる知識である「受領委任の取扱規定」などの知識を、一度も学んだことがないという柔道整復師が少なからずいます。必要な知識ですが、学校のカリキュラムにはほとんど組み込まれていないからです。

そのため倫理観に欠け、関係法規もしっかり理解しないまま柔道整復師や、はり師・きゅう師、あん摩マッサージ指圧師になる人が出てきてしまい、そういう人たちが開業すると、気軽な気持ちで不正請求に走ってしまうのかもしれません。つまり、もともと学んでいないことが大きな要因ではないかと私は思います。

だからこそ「ほねつぎ」では、最初の研修の段階で「鍼灸接骨院で働くとはどういうこ

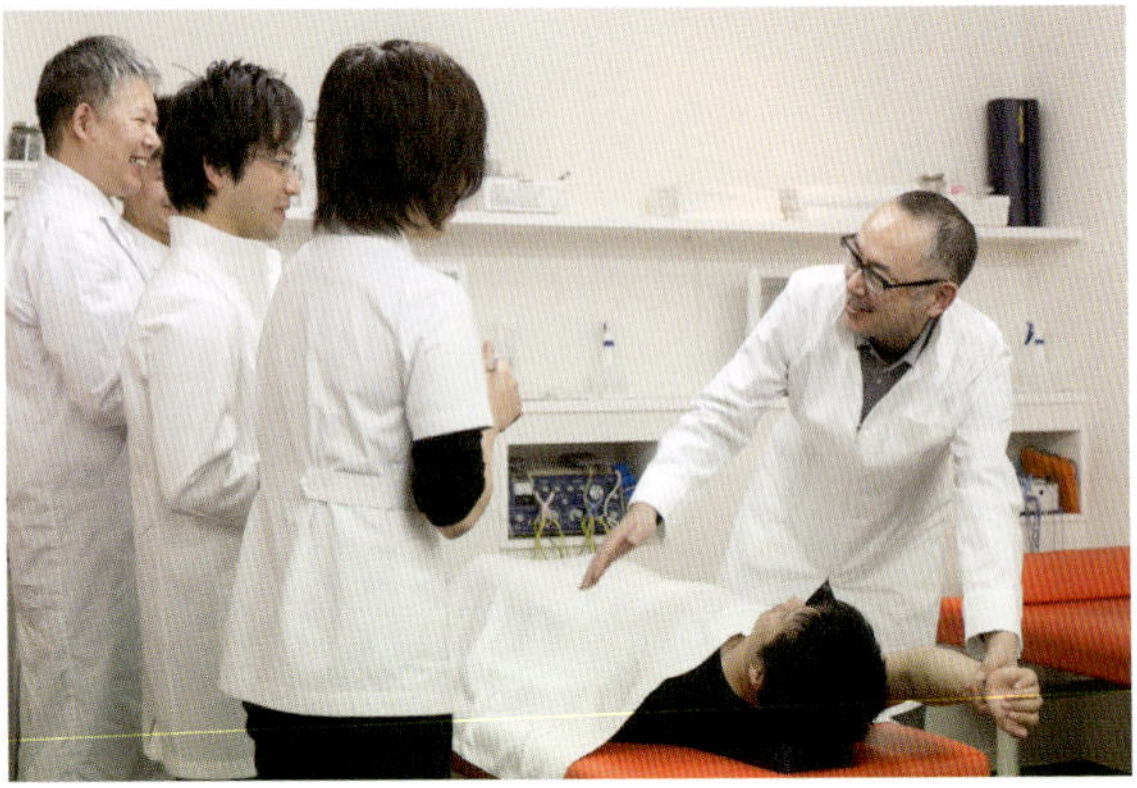

▲施術研修

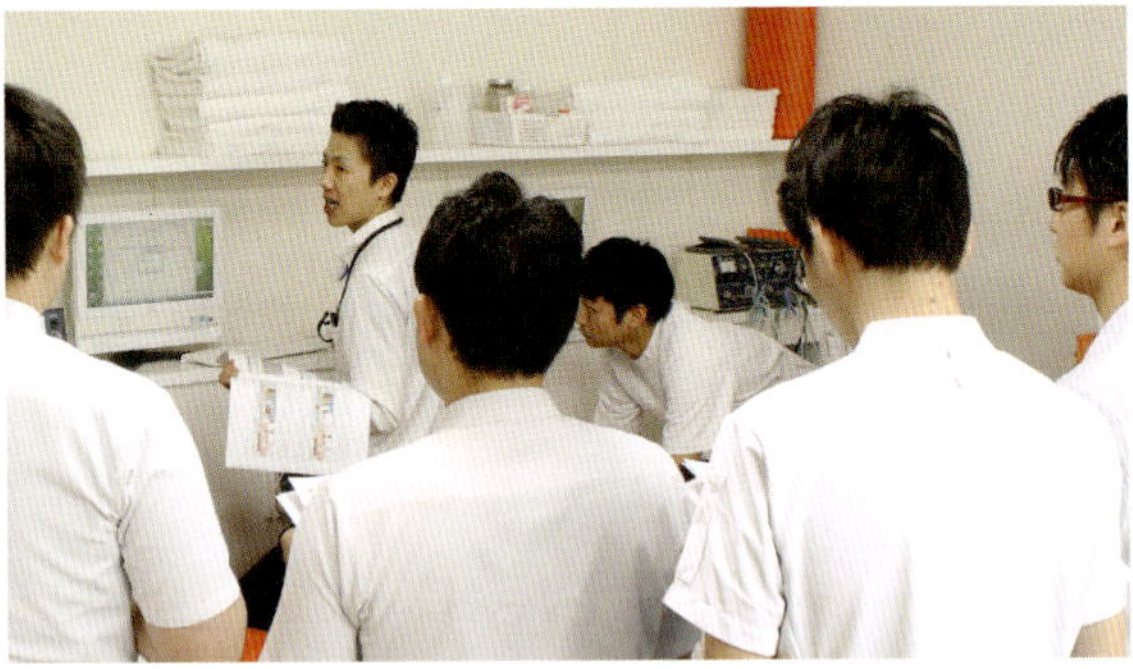

▲システム研修

とか」「どういう心構えであるべきか」といった倫理観、「地域の方々をまっすぐ・元気に・健康にする」という「ほねつぎ」の理念、鍼灸接骨院を運営するために最低限知っておくべき関係法規をしっかり学んでもらっています。

原理・原則はマニュアルに

入社時の「スタッフ研修」はマニュアルを使って行います。「ほねつぎ」には、現在40種類のマニュアルがあります。

たとえば、院長用の「運営管理マニュアル」では、患者さんが来院してから院長室に入って来てもらって、まず何を行うのかという流れを次のように明確にしています。

①質問票に回答してもらう
②マイクで院長室に誘導する
③まず自己紹介をして、質問票を参考にしながら来院動機を確認する
④ヒアリング、体のチェックをした後、健康保険の適用についてアドバイスをする

⑤姿勢の写真を撮る
⑥「トムソンベッド」を使用して、骨盤（腸骨・仙骨）を調整する
⑦施術内容をシステムに入力する
⑧施術計画をもとに次回の来院予定を決める

これが「ほねつぎ」での施術の基本的な流れです。患者さんの状態によってはこの限りではありませんが、基本をきちんと決めることで、どの患者さんに対しても同じ質のサービスを提供できるようにしています。

そもそもなぜマニュアルを整備したのかというと、自分自身が修業時代に「経験と勘がすべて」という環境のなかで苦労をしたので、開業したらそういうやり方を変えたいと思っていたからです。開業して自分の院を持ったときに、給与を変えたり患者さんへの対応を変えたり施術録を充実させたりと、いろいろと改善をしてきましたが、すべてはできませんでした。こまごまとした「気になること」がたくさん残っていました。

たとえばお昼の休憩時間に昼食をとって、その後、午後の施術が始まりますが、私自身

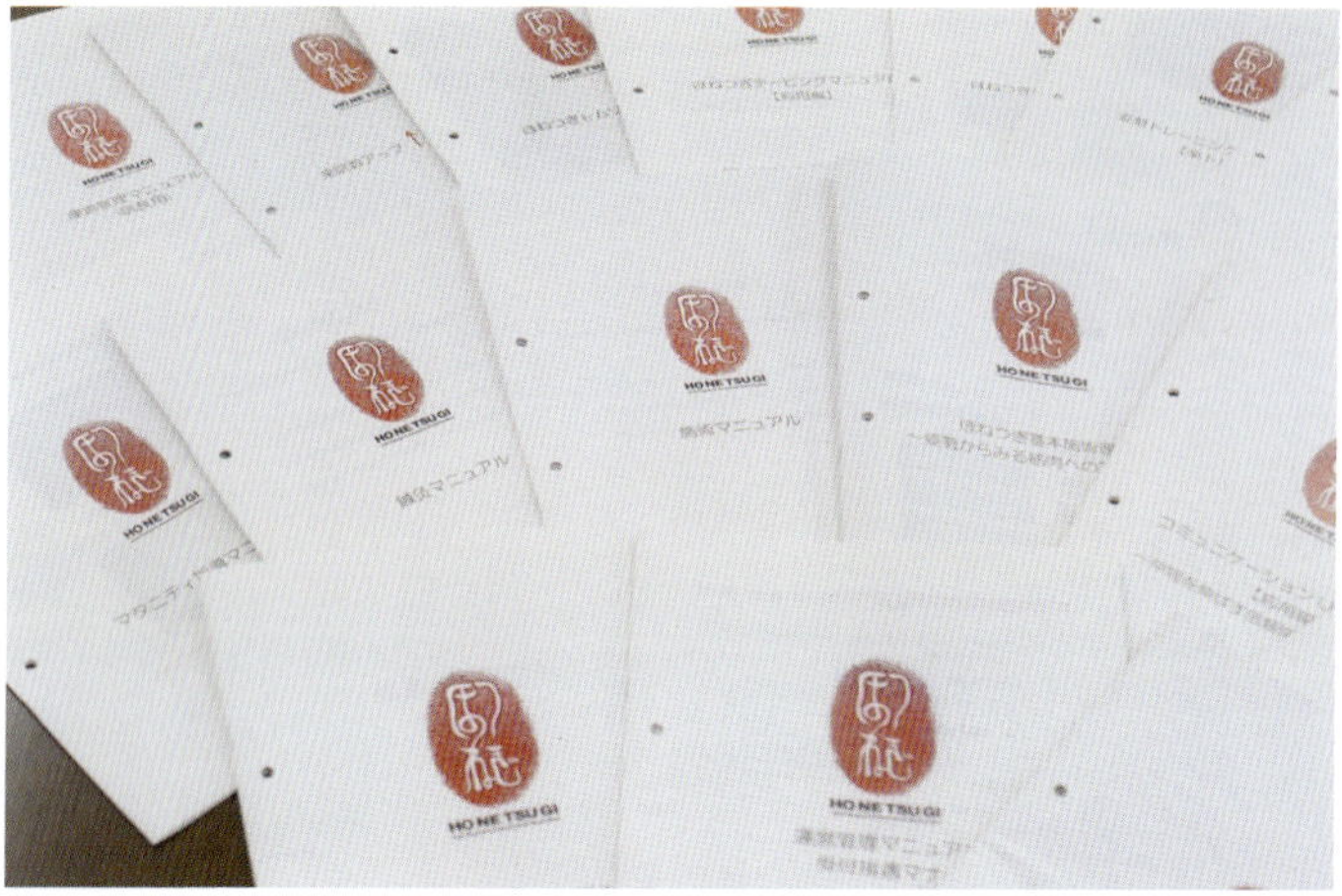

は必ず施術が始まる前に歯を磨くようにしていました。患者さんと間近に接するので、「口臭があったらいけない」と思うからです。

ところがスタッフはというと、全員が毎回磨いているわけではありませんでした。そういうこまごましたことが気になっていたのです。気にはなっていたものの、すべてを明文化するのは時間と労力が必要です。ようやく文章に落とし込んで、マニュアルとしてまとめられたのは、「ほねつぎ」を始めてからのことです。

「午後の施術が始まる前には歯を磨きましょう」
「顔色のチェックをお互いにしましょう」
「身だしなみのチェックをしましょう」
と、マニュアルに入れておけば少なくとも「こうすべきだ」という認識は持ってもらえます。こうしたごくごく当たり前のルールを、「ほねつぎ」ではマニュアル化して全スタッフで共有しています。

ただ、マニュアルで決めているのは大枠の部分、原理・原則の部分のみです。たとえば施術に関する流れは決まっていても、「患者さんと、どんな会話をするか」「初めてお会いした患者さんに対して、どんな印象を与えられるか」といった具体的なところまでは決めていません。マニュアルに書いてあるのは、「第一印象が大切です」「患者さんの幸せのために、自分が何ができるのかを親身に考え、どうすれば喜んでいただけるかを基本としましょう」ということまで。その先は、一人ひとりに考えてもらっています。

じつは、スタッフからは「具体的にどうすればいいのかというところまでマニュアルにしてほしい」という声もあがっています。しかし、そこをあえてマニュアル化しないのは、一人ひとりに考えてほしいからです。自分の対応次第で患者さんに与える印象が変わったり、自分の力で院の状況を変えられるという裁量を残してあげることで、スタッフ一人ひとりの成長につながると考えています。

教えるための人がいる

入社時の「スタッフ研修」で基礎を身につけてもらい、現場に出てからは、迷ったときに原理・原則に立ち返ることができるように各種マニュアルを用意していますが、それでも悩むこともあります。

そういうときに相談できる相手として「ほねつぎ」では、「スーパーバイザー」という職種をつくりました。スーパーバイザーは「教えること」を専門とする職種です。

現在は、20人のスーパーバイザーが在籍しています。スーパーバイザーは、「研修スーパーバイザー」「施術スーパーバイザー」「受付スーパーバイザー」の3種類に分かれています。このうち「受付スーパーバイザー」は、現在4人の女性が務めています。全国の院を巡回して受付業務について指導したり、スタッフの相談に乗ってくれています。受付のスペシャリストです。

一方、「研修スーパーバイザー」と「施術スーパーバイザー」は、柔道整復師や、はり師・きゅう師、あん摩マッサージ指圧師のいずれか、あるいは複数の資格を持つ施術家です。入社時のスタッフ研修や、その後の各種研修の講師を担当しているのが研修スーパーバイザーで、施術スーパーバイザーはそれぞれ担当を持ち、院を巡回して指導を行っています。新しい院を立ち上げるときには、一緒に現場に入ってサポートも行います。

彼らは「ほねつぎ」を始める前、直営の鍼灸接骨院を運営していた頃に院長として現場で活躍していたメンバーや、他の鍼灸接骨院グループでエリアマネジャーなどを経験しているので、施術も運営も両方に長けています。

たとえばスーパーバイザーのなかでも、技術研修の総合指導を務めている石垣雅則は、これまでに5万人を超える患者さんの施術を担当した実績の持ち主です。私は立場上たく

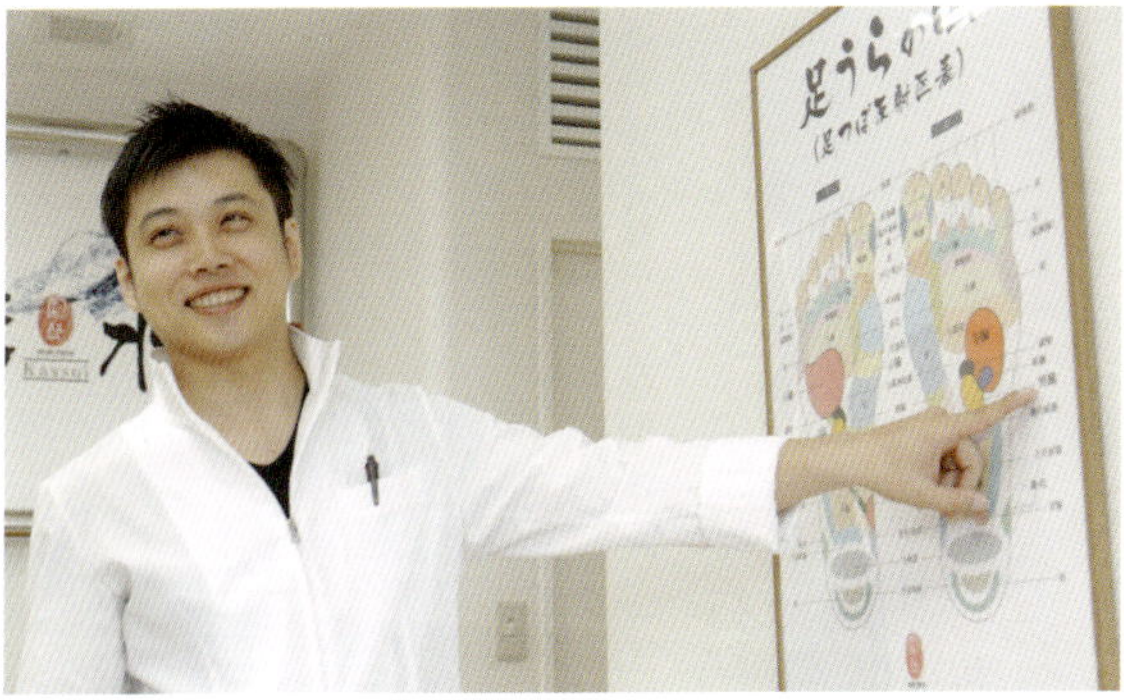

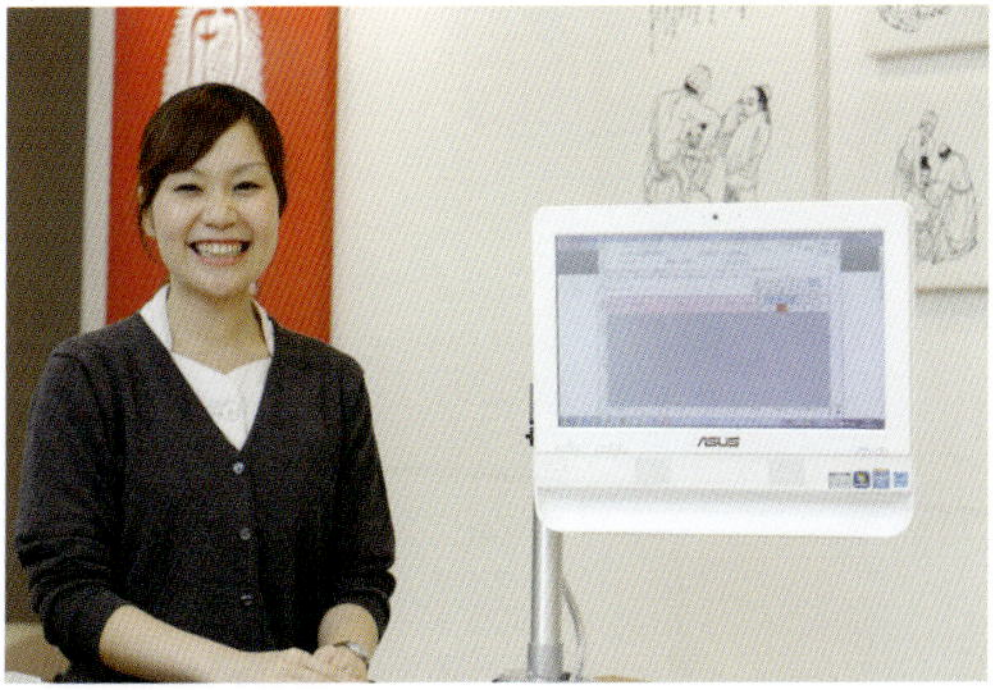
ASUS

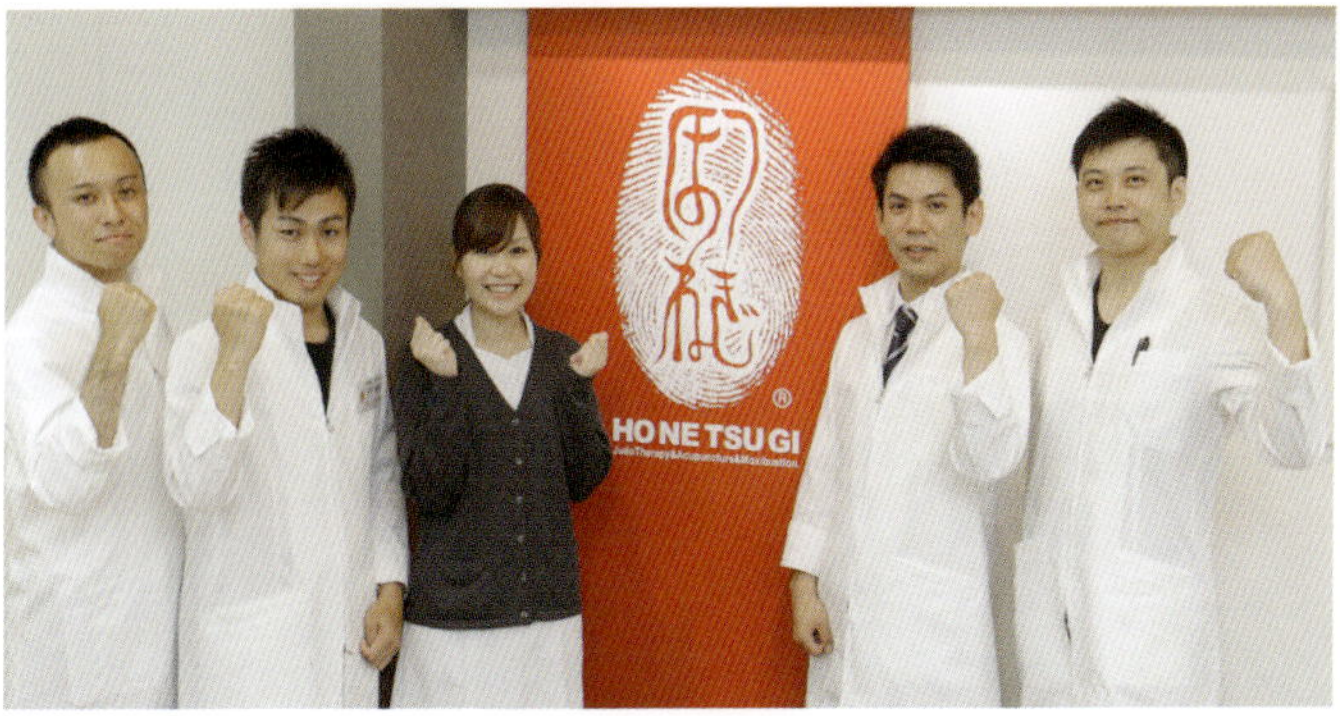
HONE TSU GI

さんの柔道整復師を見てきましたが、彼の技術は別格です。

柔道整復術だけではなく、はり・きゅう、ストレッチ、カイロプラクティック、腹圧調整、テーピングなど体に関するさまざまな理論の知識が豊富で、幅広い技術に長けています。なおかつ彼の施術を見ていると、その経験と知識の豊富さだけではなく、感性の部分が他の柔道整復師とは違うように感じるのです。一度の施術でゆがみを調整し、骨、筋肉、関節をズバッとベストなコンディションにもっていく技術は本当に見事としか言いようがありません。正直なところ、私自身も「真似できないな」と思うほどです。

さらに石垣は、院長の経験もありますし、50院以上の鍼灸接骨院の運営、コンサルティングも行ってきた人材なので運営にも長けています。


各院の院長は、2カ月に一度エリアごとに集まって、スーパーバイザーから直接技術指導を受けます。そして院に戻った院長が日々の仕事のなかで、あるいは院内勉強会で他のスタッフに教え、院全体の技術レベルの底上げを図っています。つまり「スーパーバイザー↓院長↓スタッフ」と、絶えず技術を伝えていくことで「ほねつぎ」は常に進化しています。

実際、スーパーバイザーに教わった院長たちが、教わったことをベースに工夫をしながら施術を行い、患者さんが望む施術結果を出してくれています。ときには教える側のスーパーバイザーが驚くほどの結果が報告されることもあり、技術がしっかりと伝承されていることを実感しています。

このスーパーバイザー制度こそが「ほねつぎ」の強みです。

「聞く」ことから始まる

鍼灸接骨院で、受付を済ませた患者さんに私たちがまず行うのが「ヒアリング」です。「ほねつぎ」では、この「聞く」ということをとても大事にしています。

患者さんは、「腰が痛い」「膝が痛い」といったことは自分から伝えてくれます。ただ、患者さんにとって本当に必要な施術は、「普段どういう風に過ごしていて、どんなときに困っているのか」「不調がなかったらどういうことがしたいか」がわからなければ提案することはできません。それらを知るには「聞く」しかないのです。

また、「急性の痛みなのか、慢性の痛みな

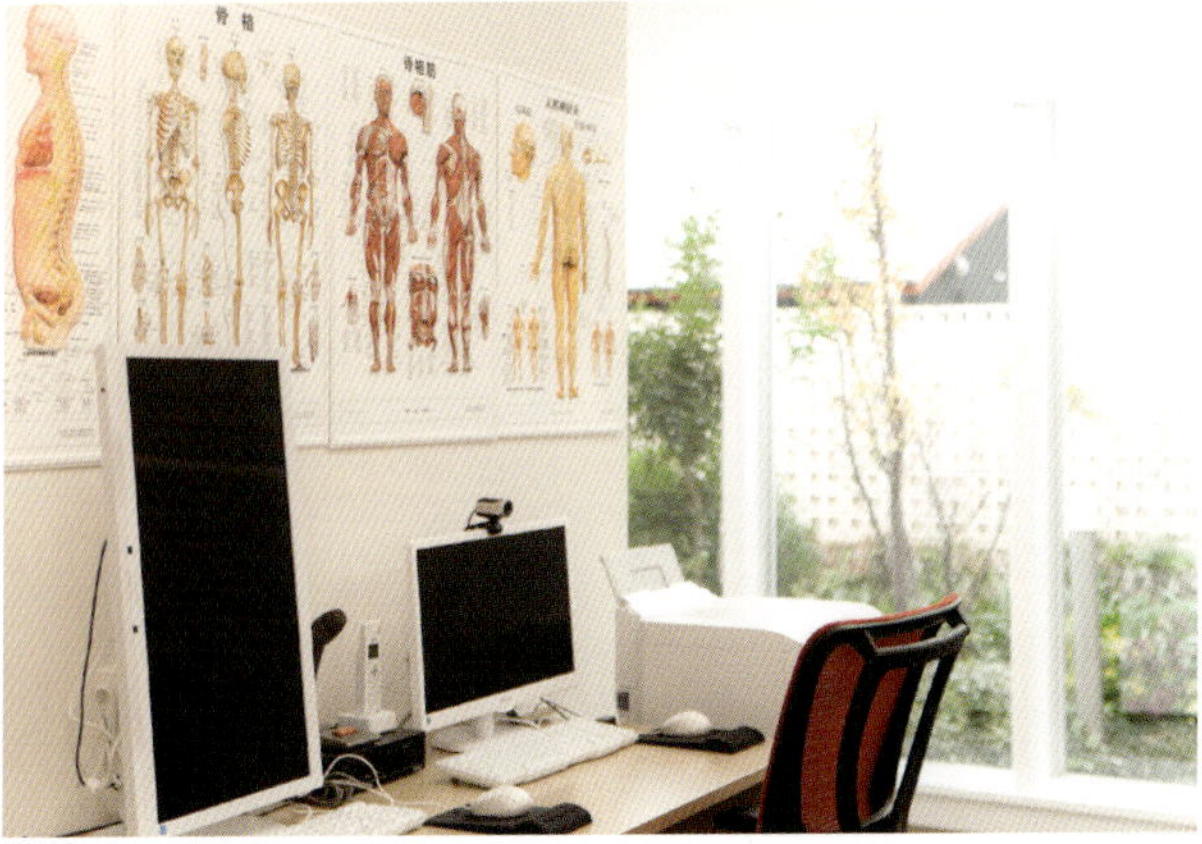

▲院長室

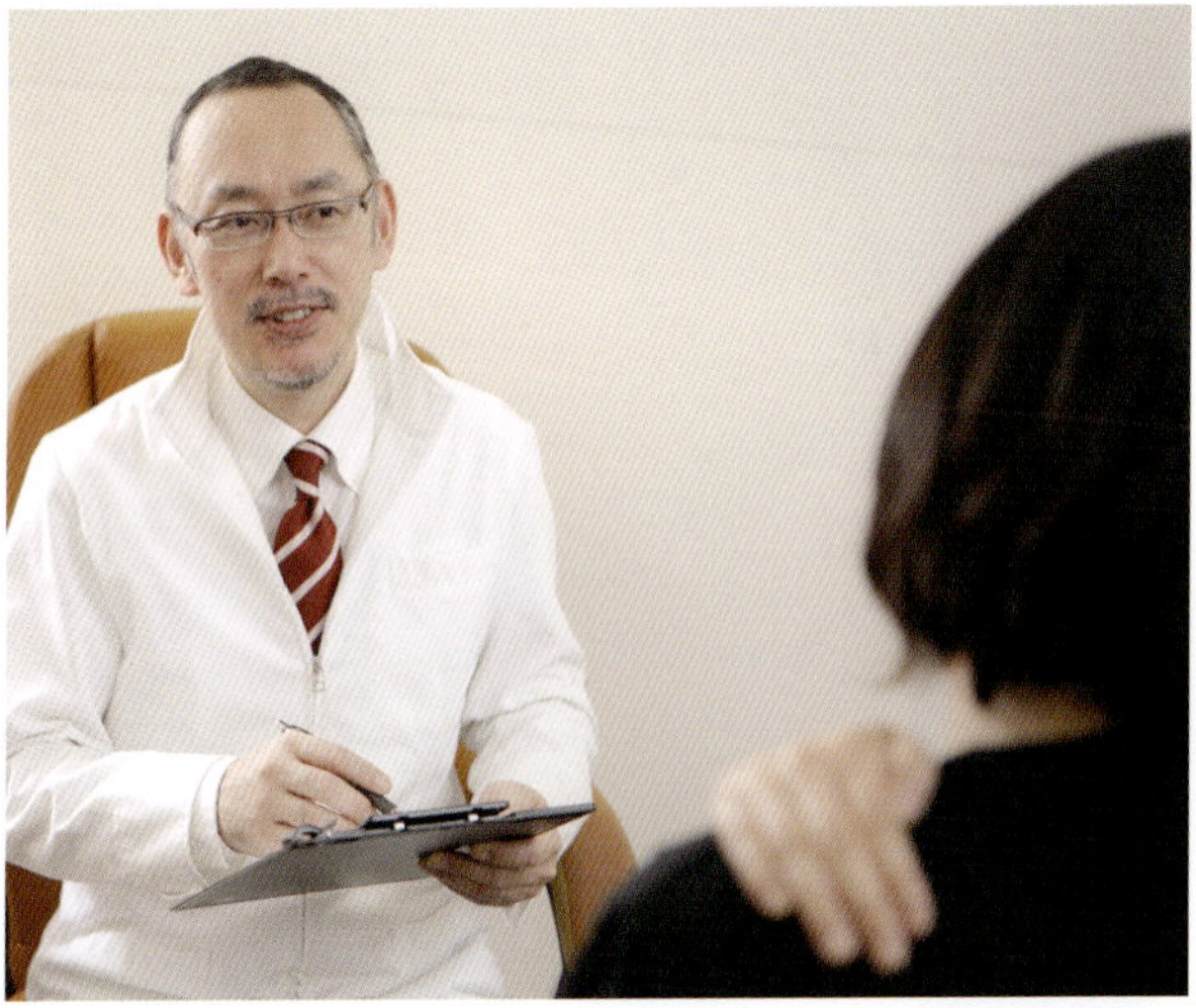

▲ヒアリング風景

のか」「どういう状況で痛みが発生したのか」を聞いて健康保険（療養費）についてアドバイスをしたり、そもそも鍼灸接骨院の適応症かどうかを見分けることも大事です。内科的な病気からくる症状の場合、病院で内科医の診察を受けることを勧めなければいけません。

こうしたことを丁寧に聞き取れるように、「ほねつぎ」では院長室を設けました。ただカーテンで仕切られているだけの空間では、安心して話せないことがあるかもしれません。ですから院長室は、患者さんのプライバシーを守りつつも、一対一になるので外からも中の様子が見えるよう、大きな窓ガラスを設けた個室にしました。

「聞く」力が強いほど、院の質が上がっていくと思います。

聞き出したいことを聞き出せているか、伝えたいことが患者さんに伝わっているかなど、ヒアリングの仕方をちゃんと学んだ経験のある施術家は少ないでしょう。「ほねつぎ」では、経験豊富な鍼灸接骨院院長にお願いしてヒアリングの指導も行っています。

健康な体づくりの基本は「姿勢」「骨盤」「筋肉」

ここで「ほねつぎ」の施術における基本的な考え方を紹介します。

私たちが施術のゴールとするのは、患者さんが気になっている痛みや症状を緩和するだけではなく、「健康な体を維持できるようにする」ことです。その指標として、「姿勢」を見ることを重視しています。

人間は、他の動物と同じようにもとは四足歩行をしていました。それを無理矢理二足歩行に変えたわけですから、体にゆがみが出ることは避けられません。二足歩行になったことの代償として必然的にゆがみが出ますので、定期的に補正する必要があります。

歩き方も大事ですが、まずは二足でまっすぐに立っているかというバランスが大事。つまりは姿勢を整えるということです。

「ほねつぎ」では、まずはじめに患者さんに院長室のヒアリング用椅子に腰かけてもらい、自己紹介やあいさつをします。その30秒足らずの間に、椅子に座っている状態の患者さんの姿勢をチェックします。骨盤は傾いていないか、猫背になっていないか、顎が上がっていないか、肩が内巻きになっていないか――など、体に不調を起こす原因となる悪い姿勢を素早くチェックします。

なおかつ患者さんに自分自身の姿勢を知ってもらうため、必ず姿勢の写真を撮ります。院長室には大きな方眼パネルが用意されており、その前に患者さんに立っていただき、写真を撮りながら片方の肩が上がっていないか、あるいは下がっていないか――など、立ち姿勢のバランスを見ていきます。

そして撮影した写真を患者さんにお見せし、理想的な姿勢とのズレを患者さん自身にも認識してもらうことによって、施術の必要性を理解していただきます。

「ほねつぎ」では、この姿勢を見るということが健康な体づくりの一番の基礎であると考えています。

柔道整復師であれば、患者さんの体をパッと見たときに骨の位置関係がわかります。そしてそれぞれの関節がどのくらい動くかも知っています。もしも動きが悪ければ、何か問題があるということです。

それを調整していかなければいけないわけですが、その方法にはいくつかあります。柔道整復師の先生のなかには、「人間は首を中心に下につながっているから」と首から整えていく人もいます。逆に、「足の接地面がゆがんでいるから全部が曲がる」と考えて、足から整えていく人もいます。

「ほねつぎ」では、首でも足でもなく「骨盤」からアプローチすることを大切にしています。骨盤からアプローチするほうが、患者さんの体を本来の状態に整えることができると考えているからです。

骨盤というのは、上半身と下半身の間にある骨の総称です。この部分がゆがむと全身に影響が及ぶので、ゆがんだ骨盤を正常な状態に戻すために「トムソンベッド」を使っています。

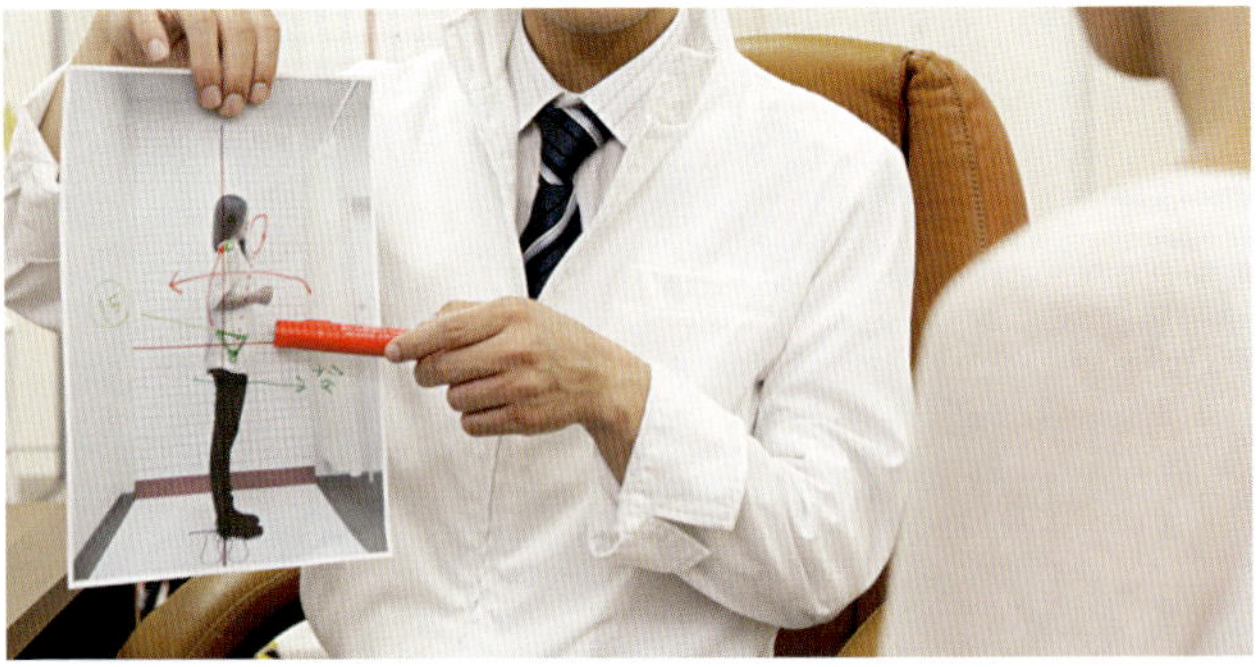

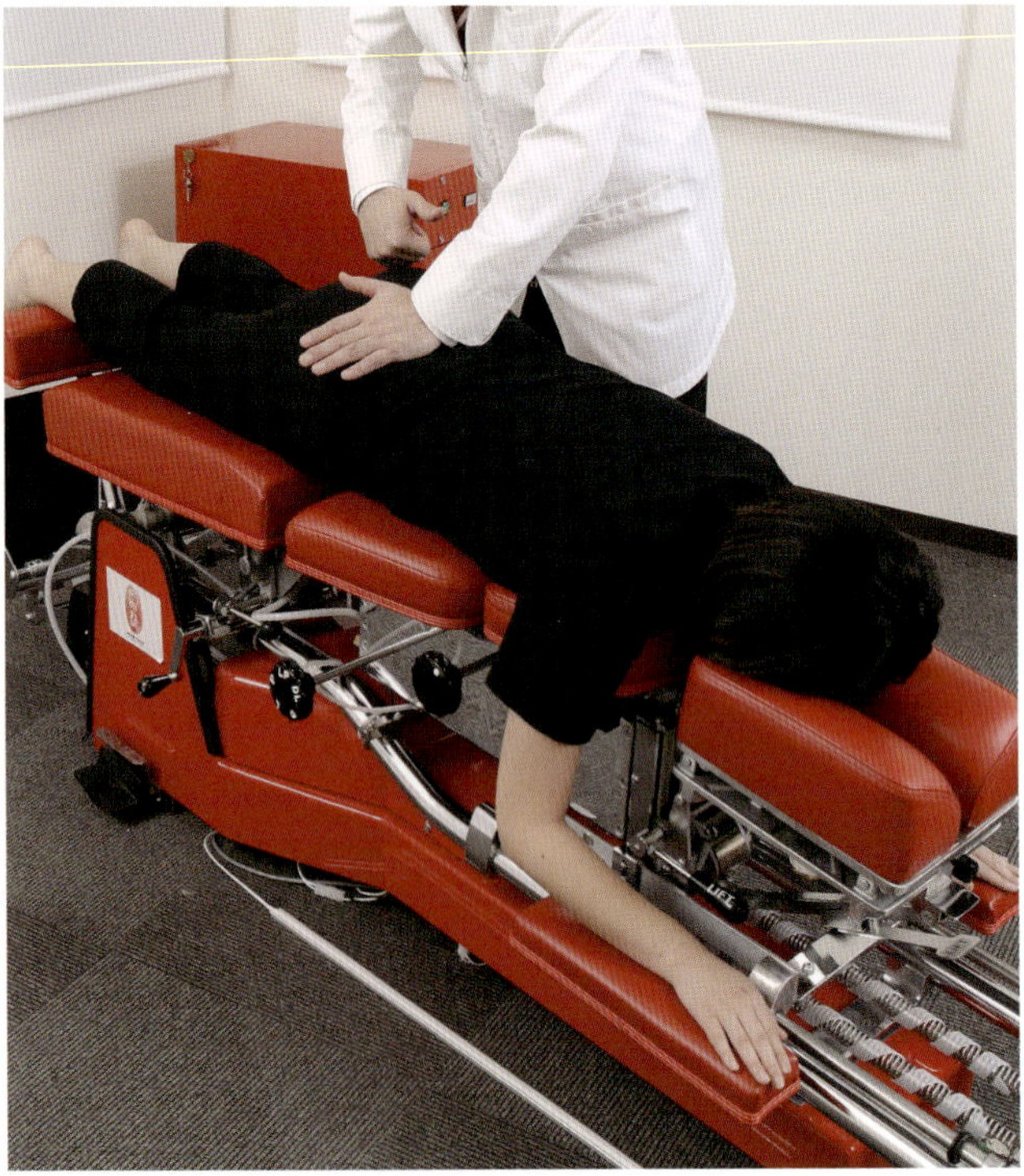

姿勢を見て骨盤からアプローチをして骨格や筋肉を調整したら、次に考えるべきは正しい姿勢を維持できる筋肉をつけることです。せっかく施術でまっすぐに戻しても、支えてくれる筋肉がなければまた戻ってしまいます。ですから「ほねつぎ」では、自宅でもできるセルフケアの方法をお伝えするほか、インナーマッスルを鍛える施術も取り入れています。

「ほねつぎ」でめざしているのは、20年後30年後にも患者さんが健康でいられるような体づくりです。「ほねつぎ」で働くスタッフたちには、痛みを取るだけではなく健康を支える施術を身につけてもらっています。その三本柱が、「姿勢を見る」「骨盤からアプローチする」「姿勢を維持する筋肉をつくる」ことなのです。

年に4回、新しい施術メニューを開発

先ほど鍼灸接骨院における一番の商品は「人と人が接すること」であると書きましたが、もう一つは「健康」だと思っています。

鍼灸接骨院は、病院のように病気を治すところではありません。しかし病気とまではいかない不調、未病をケアすることは得意です。

そもそも病気の人よりも健康な人のほうがずっと多いのです。そして誰しも病気にはなりたくないと思っているのですから、「健康」を扱うほうが鍼灸接骨院のニーズはより高まるはずです。

「ほねつぎ」では、伝統施術を守りつつも、健康、そして美容のための自費メニューの開発にも挑戦しています。これは本部のあるアトラ株式会社が全国の鍼灸接骨院に提供しているサービスの一つで女性のリアルな声や流行をリサーチし、前述の石垣が中心となって年に4回新しいメニューを開発。全国の「ほねつぎ」にも提供しています。

・骨盤プログラム
・産後骨盤プログラム
・猫背プログラム
・肩甲骨プログラム
・むくみプログラム
・美顔プログラム
・顎関節プログラム
・ストレートネックプログラム

これらは、「ほねつぎ」で導入した自費メニューの一部です。新しいメニューを導入するときには、マニュアルと動画を用意するほか、研修会を開くこともあります。こうした新しい技術を身につけることで施術の幅が広がります。定期的に新技術を学べるということも、「ほねつぎ」で成長できる理由の一つです。

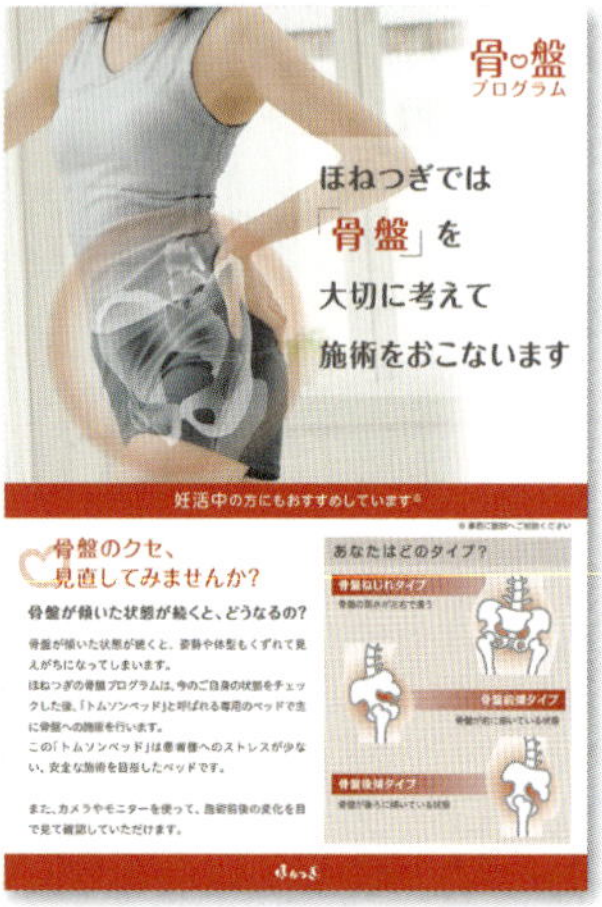
骨盤
プログラム
ほねつぎでは
「骨盤」を
大切に考えて
施術をおこないます
妊活中の方にもおすすめしています
骨盤のクセ、
見直してみませんか?
骨盤が傾いた状態が続くと、どうなるの?
骨盤が傾いた状態が続くと、姿勢や体型もくずれて見えがちになってしまいます。
ほねつぎの骨盤プログラムは、今のご自身の状態をチェックした後、「トムソンベッド」と呼ばれる専用のベッドで主に骨盤への施術を行います。
この「トムソンベッド」は患者様へのストレスが少ない、安全な施術を目指したベッドです。
また、カメラやモニターを使って、施術前後の変化を目で見て確認していただけます。
あなたはどのタイプ?
骨盤ねじれタイプ
骨盤前傾タイプ
骨盤後傾タイプ

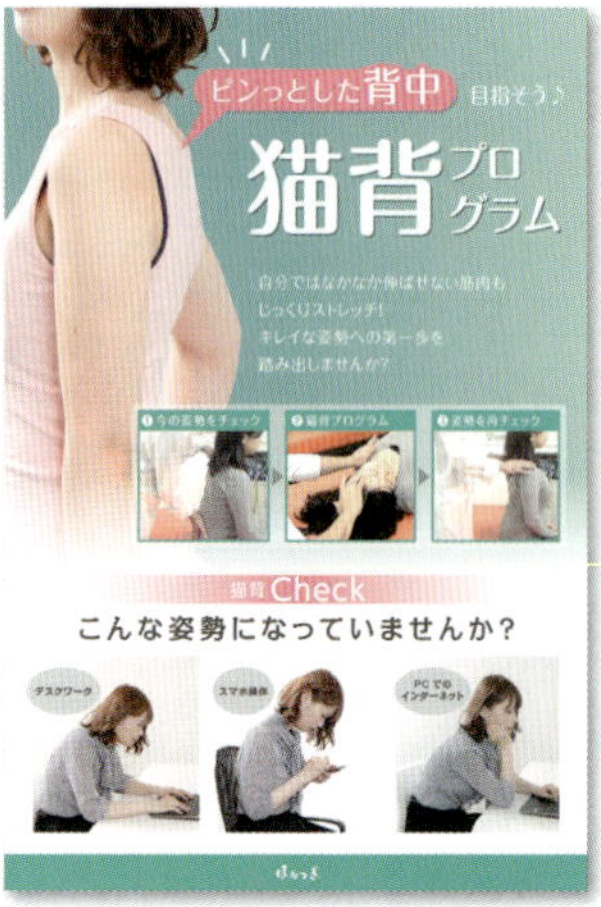
ピンっとした背中 目指そう♪
猫背プログラム
自分ではなかなか伸ばせない筋肉も
じっくりストレッチ!
キレイな姿勢への第一歩を
踏み出しませんか?
❶今の姿勢をチェック
❷猫背プログラム
❸姿勢を再チェック
猫背Check
こんな姿勢になっていませんか?
デスクワーク
スマホ操作
PCでのインターネット

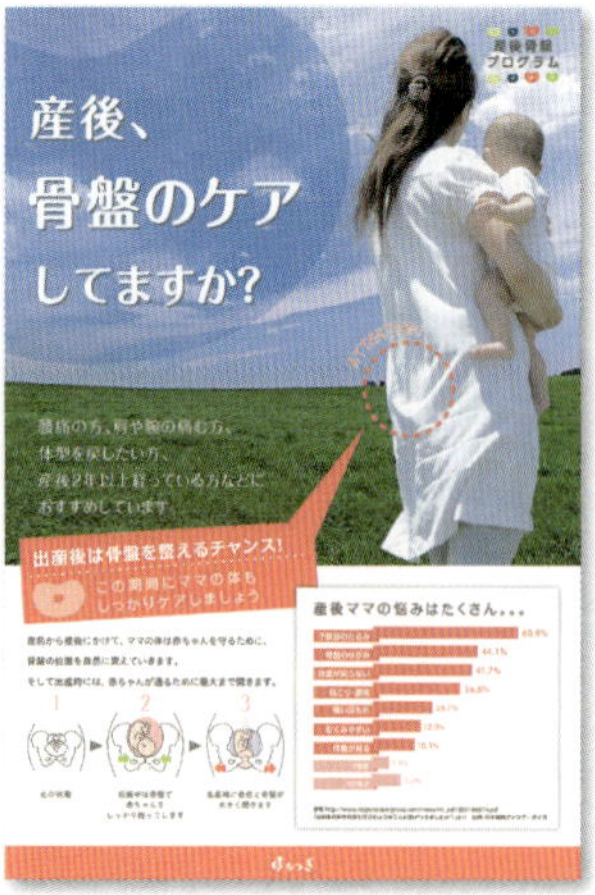
産後骨盤プログラム
産後、
骨盤のケア
してますか?
出産後は骨盤を整えるチャンス!
この期間にママの体も
しっかりケアしましょう
産後ママの悩みはたくさん...
1
2
3

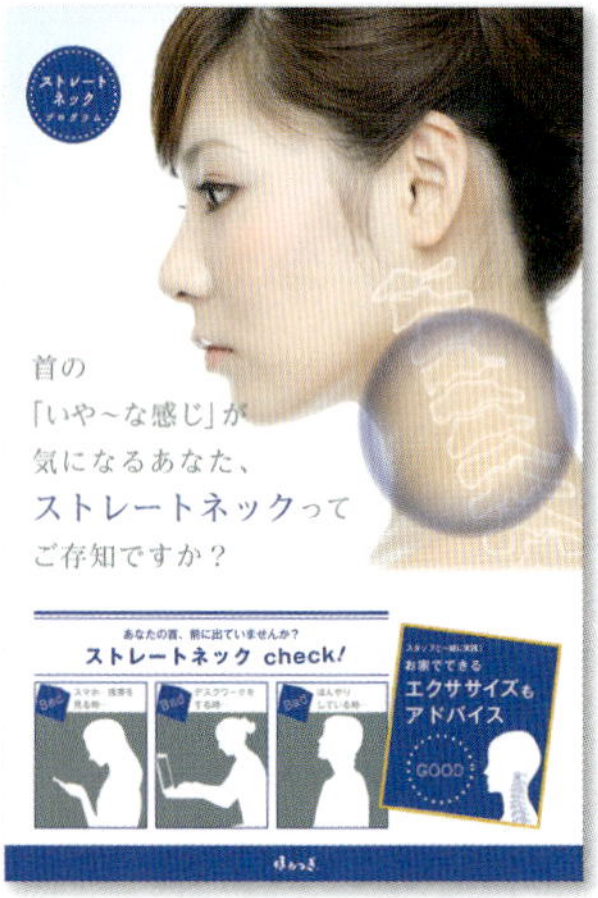
ストレートネックプログラム
首の
「いや~な感じ」が
気になるあなた、
ストレートネックって
ご存知ですか?
あなたの首、前に出ていませんか?
ストレートネック check!
Bad
Bad
Bad
お家でできる
エクササイズも
アドバイス
GOOD

患者さんの
本音を知る仕組み

そのほか変わったところでは、覆面調査も取り入れています。外部の調査会社の調査員が患者さんになりかわってサービスを受け、その結果をフィードバックしてくれるというものです。毎月1回、複数の院に一人ずつ入ってもらっているので、どの院にも概ね3カ月に1回ほど覆面調査が入っています。

調査員の方には、健康保険の適用外の施術メニューを受けてもらうのですが、じつにいろいろな感想があがります。

「施術中、ベッドにうつぶせになっていると床のほこりが気になった」「普段自分がかかっている接骨院の先生よりも冷たい感じがした」など、率直な感想が集まります。一個人の感想とはいえ、患者さんとしてサービスを受けるからこそ気づくものばかりです。

それらの感想は、後日、調査会社が取りまとめて院と本部に報告してくれます。

その報告を見ると各院の傾向がわかるので、たとえば「ここの院は、そろそろ人材関係でトラブルが出そうだな」「スタッフ間のコミュニケーションが不足しているな」といったことも予測できます。そして「問題がありそうだ」と判断したときには、問題が大きくなる前にスーパーバイザーに介入してもらっています。

覆面調査でフィードバックされる内容は、患者さんの生の声に近いですからとても貴重です。また、現場で実際に起こっていることがわかりやすく、改善につながっています。

全国の鍼灸接骨院のノウハウが集まる

店舗を営んだことがある人なら、共感してもらえると思いますが、どんなに気をつけていても、思いがけないトラブルは起こるものです。「ほねつぎ」でも、何も起こらないでほしいと願いつつも、全国に76院もあれば毎日のようにどこかしらで大なり小なりの問題が起こります。

たとえばある年の夏には、北関東の院で虫が大量発生したことがありました。患者さんにも気持ち悪がられてしまうほどに、なぜだか羽虫が大量発生してしまったのです。そんなことは初めての経験で、初動に手間取りその院のオーナーさんからはお叱りの言葉を受けました。

ただ、その一件があったからこそ、「虫の発生を防ぐにはどうしたらいいのか」「それでも虫が発生したらどう対処すればいいのか」という予防策と解決策を得ることができました。以来、予防策として窓ガラスに防虫フィルムを貼るようにしています。

問題が起こらないように気をつけていても、それでも何かしら起こるものです。問題が起こってしまったら、なんとか解決に向けて努力をします。最初に問題が起こったときには戸惑っても、次に同じ問題が起こったときには、日々ノウハウが蓄積されていますので、スムーズに対処ができるようになっています。

1院でも何かしら問題は起こりますから、76院ある「ほねつぎ」の場合、76通りの問題が起こり、そのたびにノウハウが蓄積されます。言ってみれば、1院のみを経営している鍼灸接骨院より76倍ノウハウが蓄積されやすい環境であるということです。そしていまも毎月、新たにオープンしているのでノウハウの蓄積もますます拡大していきます。

「ほねつぎ」では月に1回、全国の「ほねつぎ」の院長が参加するテレビ電話会議、いわゆるテレカンを行っています。そこでは、「先日、こうしたトラブルが起こりました」といった失敗事例も共有しますし、「こんなイベントを行ったら、こんなに患者さんがよろこんでくれました」といった成功事例も共有しています。他の院の失敗例や成功例を直接聞けるというのも、「ほねつぎ」ならではです。

前述したスーパーバイザーに電話で相談をしたり、院に来てもらって現場を見てもらうことも可能ですし、2カ月に1度「院長合同研修」も行っています。

さらに私たちの会社では、「ほねつぎ」を展開しているだけではなく、グループ外の鍼灸接骨院の開業支援を行ったり、請求システムや予約システムを全国の鍼灸接骨院に提供しています。そのほか、資格者向けのセミナーも行っていますので、全国の2000以上の鍼灸接骨院とネットワークがあります。ですので、「全国の鍼灸接骨院がどういう運営をしているのか」「全国の鍼灸接骨院で何が流行っているのか」「どういうことで困っているのか」といった最新の情報が常に入ってきます。

「ほねつぎ」で働いていると、全国の鍼灸接骨院で起きていることがわかる。これは、ほかでは真似できない強みだと思っています。

2カ月に1度行われる「院長合同研修」

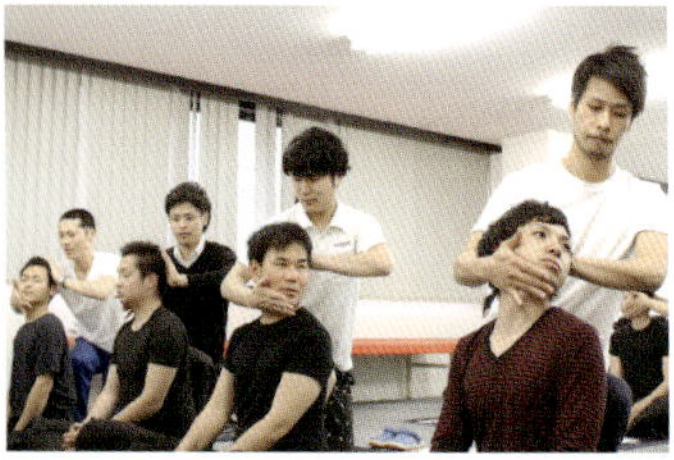

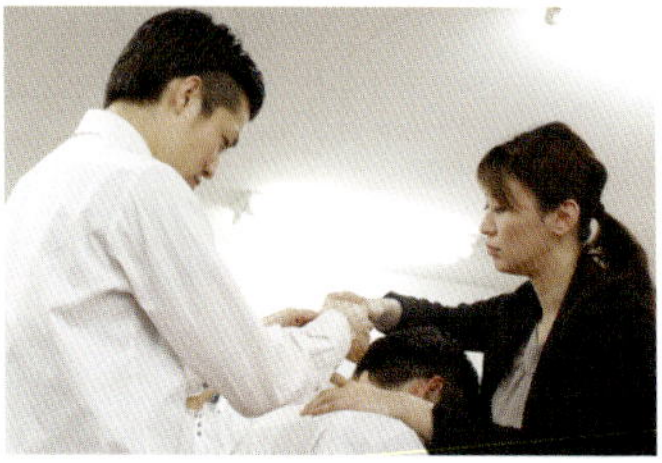

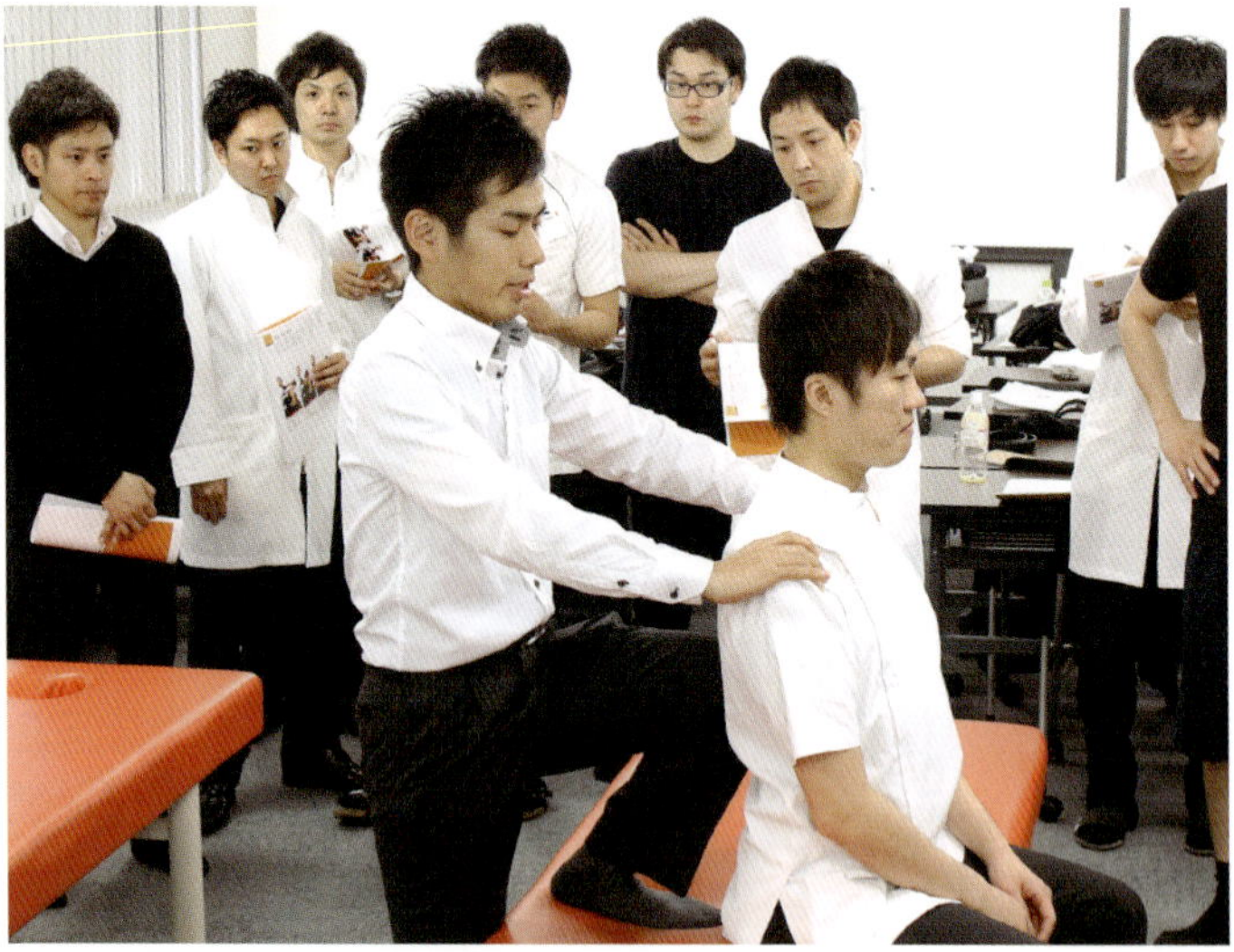

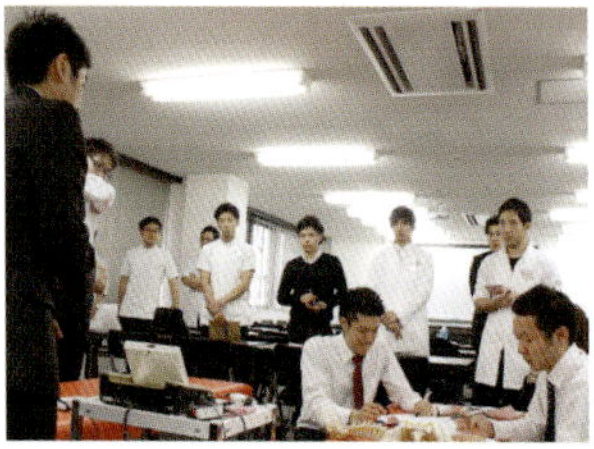

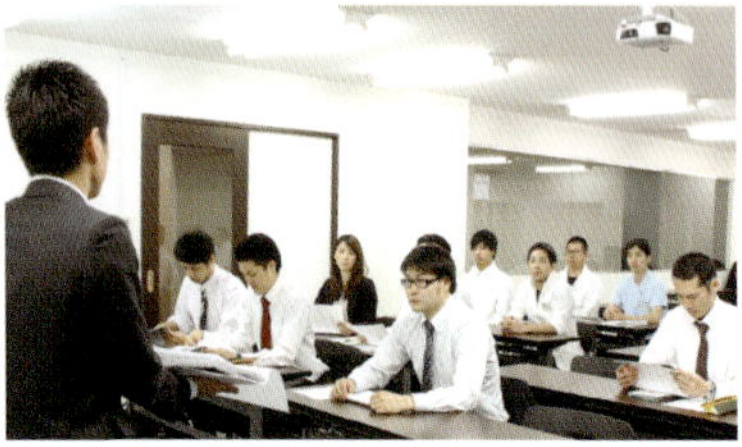

「ほねつぎグランプリ」

全国の院の数が増えたからこそ、できるようになったことがあります。

2016年1月、全国の「ほねつぎ」から院長とオーナーに参加してもらい、「ほねつぎグランプリ」を開催しました。日頃現場でがんばっている方々を表彰しようと、今年から始めたものです。

それぞれの院で「大切にしていること」「取り組んでいること」をテーマにプレゼン動画をつくってもらい、まずは予選会で5つの院を選び、「ほねつぎグランプリ」の当日に最終選考として、予選で選ばれた院長にプレゼンをしてもらいました。

そして集まったオーナーに投票してもらい、

グランプリを選びました。グランプリに選ばれたのは、次のようなプレゼンをした院長でした。

「私たちの院で特に力を入れているのは、『1ベッド1院長制』です。
これは僕の失敗の歴史から生まれました。
当初は、『こういう患者様が来たら、こういう施術をしましょう』
そうスタッフに押し付けていました。
押し付けられたスタッフは、おもしろくありません。息苦しくなります。
それで何人かのスタッフを辞めさせてしまいました。
普段から、オーナーに『かかわるすべての人が顧客である』と
教えていただいていたにもかかわらず、
僕はそのことに気づかず、スタッフが1人、2人辞めたときにようやく気づきました。
そこで取り入れたのが、『プランニング表』です。
患者様一人ひとりの施術計画と姿勢の写真をファイリングして、

目標とゴールを記載する。
そして、その日の症状や悩みをうかがい、担当したスタッフが
自分の知識や施術メニューを応用しながら計画を立てて、
それを僕が院長室で評価する。
その際、『○○先生の立てた計画は、□□さんのお体にとても適していますね』
などと肯定して、患者様のなかでスタッフの価値を高めることを心がけています」

じつは、この「プランニング表」はマニュアルにはないやり方です。「ほねつぎ」のマニュアルでは、施術計画はシステムを使って作成することになっています。システムに情報を入力し、パソコンの画面を患者さんにお見せしながら説明する。

ところがグランプリを取った院長の院では、システムにもしっかり入力したうえで、同じ内容を紙に手で書いて患者さんにお渡ししているのです。業務効率ということを考えると二度手間になります。内容は同じなのだからわざわざ紙に書き写さなくても、施術計画の画面をクリック一つで呼び出して印刷すればいいのです。

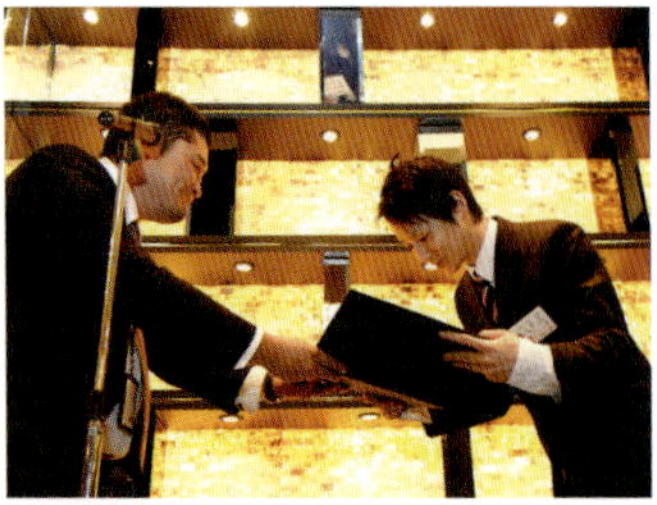

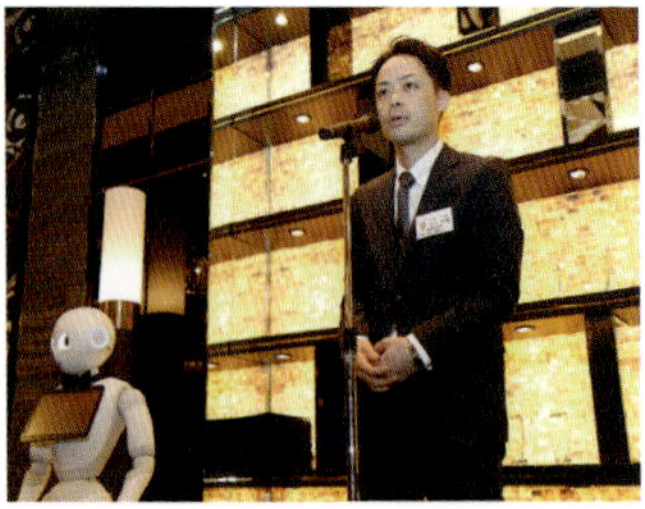

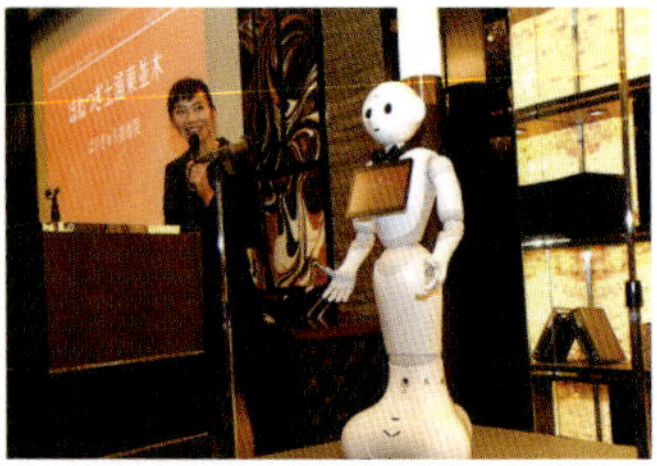

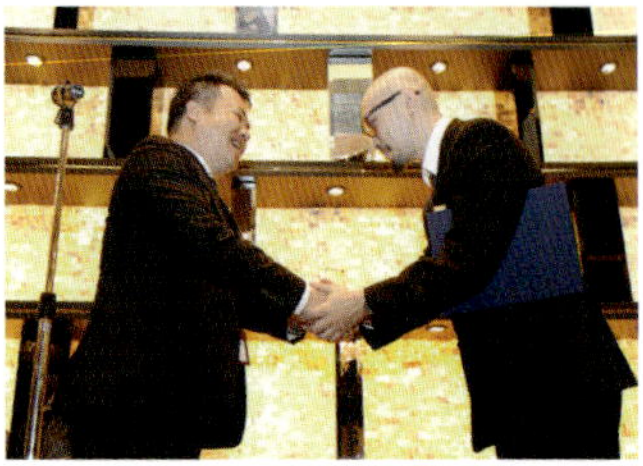

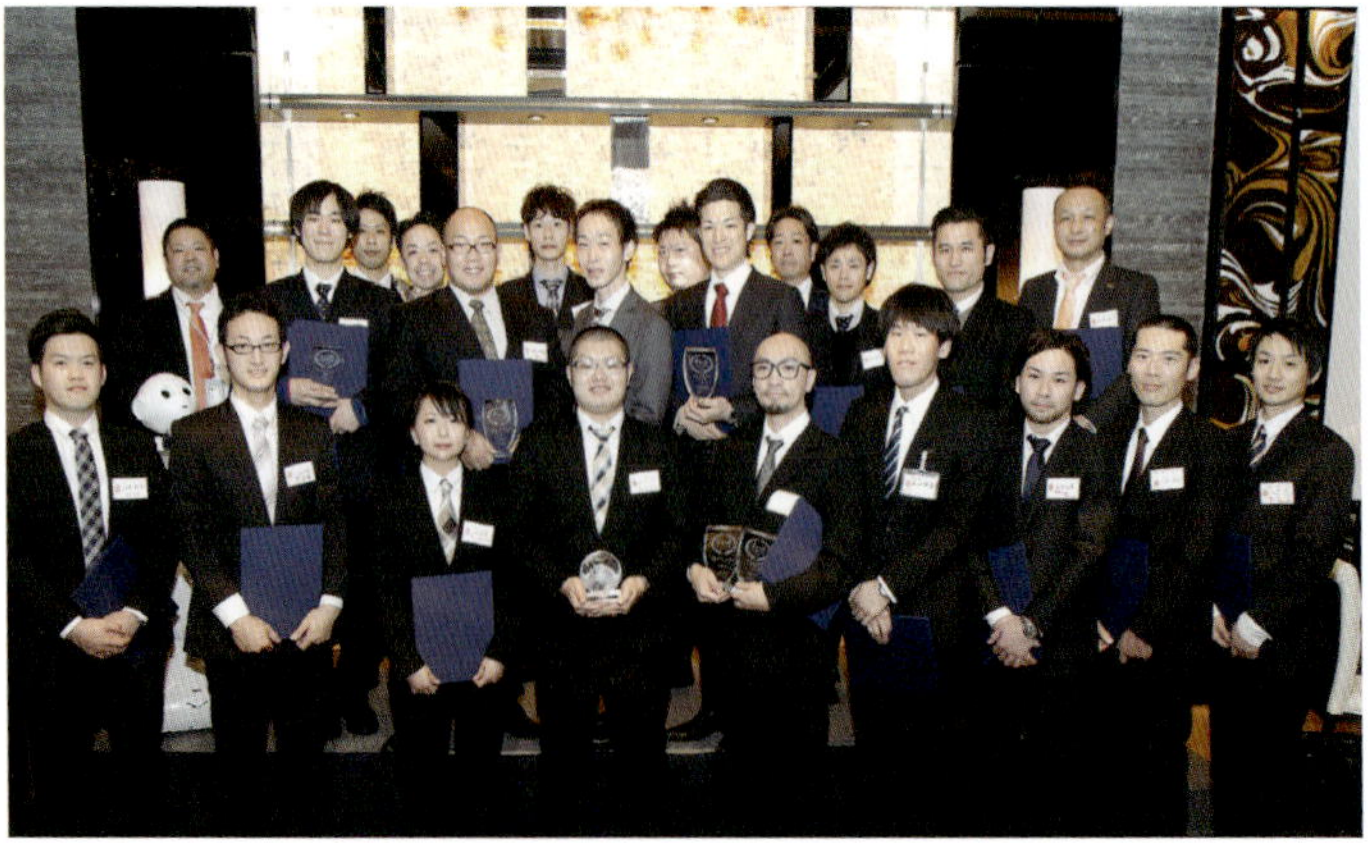

しかし、毎回紙に書き写してお渡ししたところ、「紙に書いてもらったほうがわかりやすい」「手書きのほうが嬉しい」と患者さんにとても喜ばれ、その院では患者数も右肩上がりに増えていきました。

通常、患者さんからお話を聞きながら施術計画を立てるのは院長の役割です。院長以外が担当することは基本的にはありません。しかし院長が舵をとりつつも、スタッフの自主性を伸ばすため、その院では他のスタッフも担当できるようにしたわけです。その結果、スタッフの意識も高まりました。

こうした「自分たちの工夫でやり始めてうまくいったこと」をすべての院で共有するということは、今後もどんどん出てくると思います。今回初めて「ほねつぎグランプリ」という表彰式を行いましたが、それは院の数が増えてきたからできたこと。ノウハウも蓄積された分、全国の院長やオーナーにわざわざ大阪まで来てもらっても、価値のある話を持ち帰っていただけている自信があります。

「気づく」と「築く」

ノウハウが集まると言えば、「ほねつぎ」の本部がある私たちの会社、アトラ株式会社では「気づきのメッセージ」というものを実施しています。従業員を対象に行っている取り組みで、良いことでも悪いことでも社内で気づいたことを紙に書いて投書してもらっています。

毎月1枚以上、手書きで署名付きで投書するというのがルールです。いま従業員は100名ほどいるのですが、みんな、私がまったく気づかないことに、いろいろと気づいてくれています。

たとえば以前には、こんな「気づきのメッセージ」を書いてくれた従業員がいました。

「『姿勢が大事』と言っている「ほねつぎ」の本部がある会社なのに、従業員の椅子が悪すぎる」

内勤の従業員の多くは、1日のなかで睡眠時間に次いで長いのが、会社で椅子に座っている時間でしょう。だからこそ「椅子はもっと良いものにすべきじゃないか」という意見でした。確かにその通りで、当時は安い数千円のオフィスチェアをみんなで使っていたのです。姿勢を売りにしている会社なのに、従業員の姿勢に配慮が足りませんでした。

ただ、そのときすぐに全員の椅子を買い替えるのは予算的に厳しかったので、「いまは予算がないので上場したときに立派な椅子を買います」と約束し、実際に上場した際すべての椅子を買い替えました。

「健康を扱っている会社なのに役員が太り過ぎ」という気づきが寄せられたこともあります。これも「正解!」という感じで、真摯に受け止めてダイエットに挑戦しましたが、成果は…これからも挑戦し続けます…(笑)。

書いてもらった気づきのメッセージは、「気づき実行委員会」ですべて目を通し、コメントを添えて投書してくれた従業員に返しています。そのうえで「できるかできないか」「それを実行したら別のところに影響が出てしまわないか」などを考えながら毎月実践する項目を決めています。

さらにみんなが書いてくれた「気づきのメッセージ」は、すべて保管しています。透明な筒に入れて、本社の受付前にオブジェとして飾っています。

なぜみんなの目に触れるところに置いているのかと言えば、せっかくの「気づき」が消えてしまうのがもったいないからです。長く勤めてくれている人は、一人ひとりの気づきが形になっていく過程を知っていますが、最近入社した人もいます。彼ら彼女らは、誰かの気づきによって会社が少しずつ変わっていっている過程を知りません。

先ほどの椅子にしても、最近入社した人たちは最初からいまの椅子を使っているので、「誰かの気づきの結果、良くなった」ということを知らないのです。せっかくの「気づき」が、実行すると消えてしまうのはもったいないので、オブジェのように置いておくことにしました。

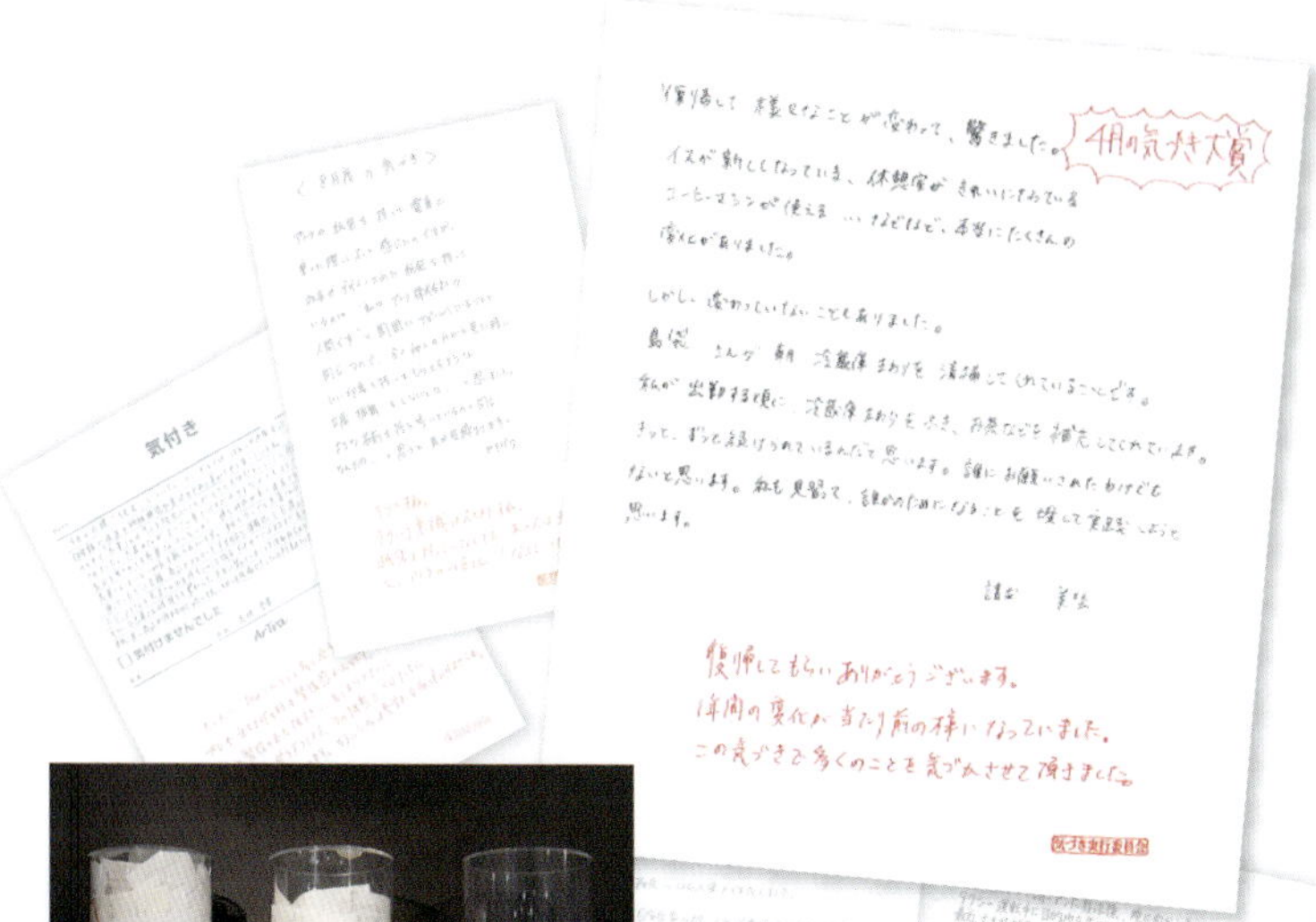

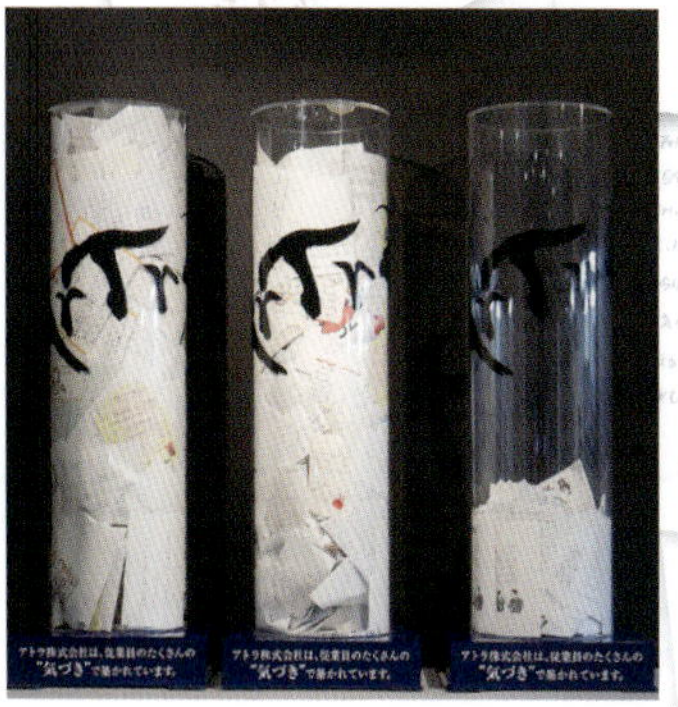

▲「気づきのメッセージ」ボックス

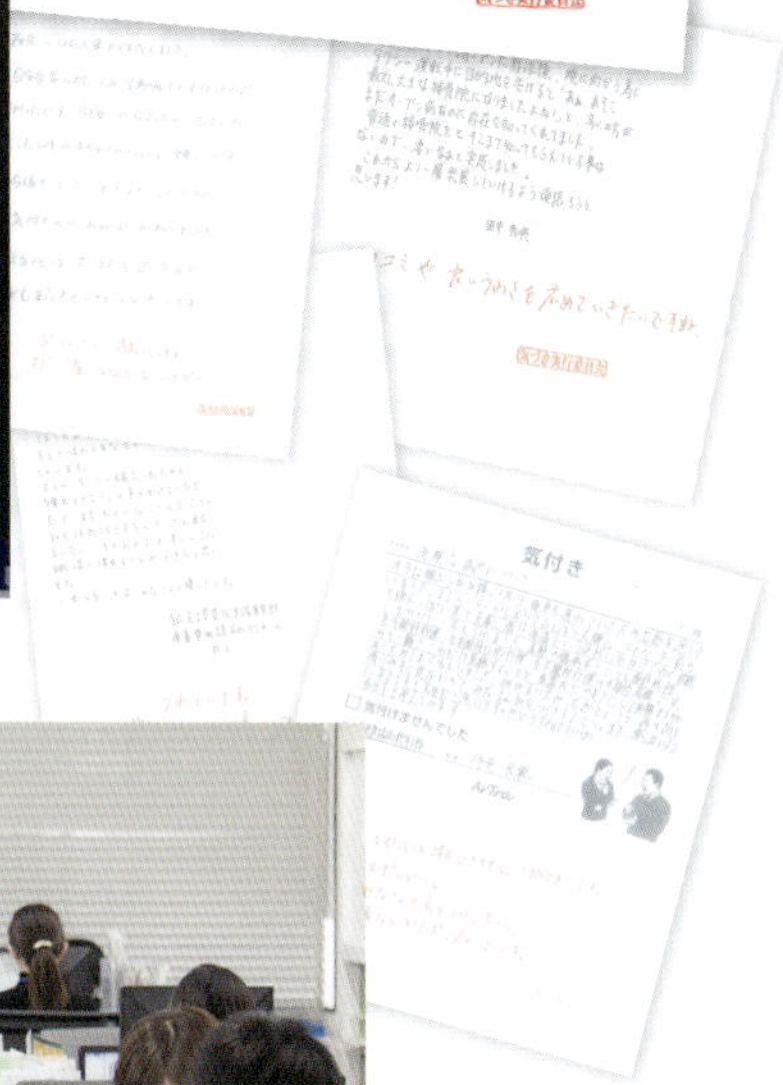

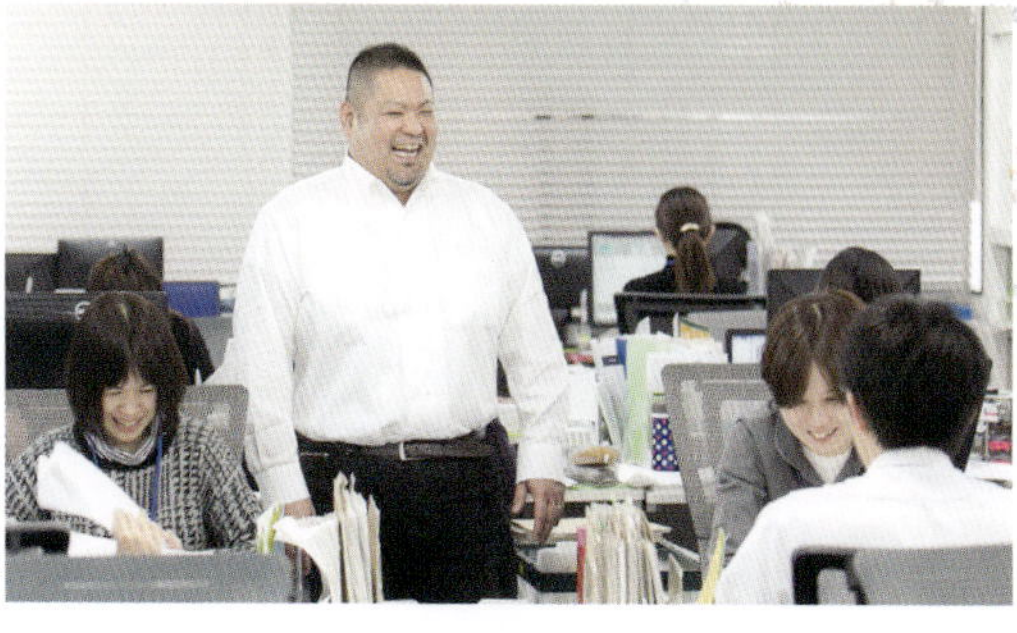

「社員で気づく築く」というのは、私たちの会社の経営理念の一つです。

「気づきのメッセージ」は、その理念を実践するために始めた取り組みでした。

いまはアトラの従業員のみで行っていますが、「ほねつぎ」の現場で働くスタッフたちにも取り入れたら面白いかもしれません。思いがけない、いろいろな気づきがあがってくるのではないでしょうか。「毎月1枚以上の気づきのメッセージ」を「ほねつぎ」のスタッフたちにも書いてもらうかどうかは、いま検討しているところです。

業界トップクラスの学べる環境

現在、「ほねつぎ」が提供している働く環境は、この業界のなかでもトップレベルだと自負しています。

ここまで紹介してきたように、手厚い入社時研修を受けてもらったうえで院に出てもらうようにしていますし、何かで悩んだりうまくいかないことがあったときに原理・原則に立ち返ることができるよう、各種マニュアルも充実させています。教えることを専門とするスーパーバイザーもいます。

また、伝統的な柔道整復術や、はり・きゅうだけではなく、「健康な体をどうつくっていくか」という施術を身につけることができます。さらに技術だけではなく、コミュニケーションや経営、マーケティングなど幅広い知識を身につけてもらえるよう、各領域に長けた人を講師に招いて定期的にセミナーも行っています。

私の修業時代には、教えてくれる先生を探すのに苦労しました。技術についても「見て学べ」「技は盗め」という世界で、院の運営の仕方まで教えてくれるところはなかなかありませんでした。

いまでは、「見て学べ」という職人の世界のような鍼灸接骨院は減って、院内で勉強会を開いたり、マニュアルを作ったりするところが増えていますが、そうした傾向は「ほねつぎ」が先駆けになっているのではないかと自負しています。

一スタッフとして働き始めた柔道整復師や、はり師・きゅう師たちのなかには、経験を積んで、副院長、院長とステップアップした人もいます。214頁の久場川院長のように院長経験のないまま入社し、「ほねつぎ」で初めて院長を経験しながら、施術だけではなく人材教育や運営管理も学んで、いまはスーパーバイザーをめざしている人もいます。

また、独立開業を目標にして「ほねつぎ」で働きながら学んだことを糧に、実際に自分の院を開業し成功している人もいます。

私は、ステップアップしながら「ほねつぎ」で長く働いてもらうのももちろん嬉しいのですが、それだけではなく、「ほねつぎ」を卒業して開業する人たちもたくさん出てきてほしいと願っています。

「ほねつぎ」は、将来開業したい人たちにとっても学びの多い環境だと思っています。様々な企業がオーナーを担ってくれるからこそ経営を学ぶことができます。また「ほねつぎ」は、現在、毎月のように新しい院がオープンしています。鍼灸接骨院のオープンに携わることができるのも、将来開業するうえで非常に良い経験になるはずです。

大きな変革期にある鍼灸接骨院業界において、「ほねつぎ」は患者さんを健康にするための施術所であるとともに、長くこの業界で活躍できる柔道整復師、はり師・きゅう師、あん摩マッサージ指圧師を育てる教育機関のような存在でもありたいと思っています。

あなたの未来

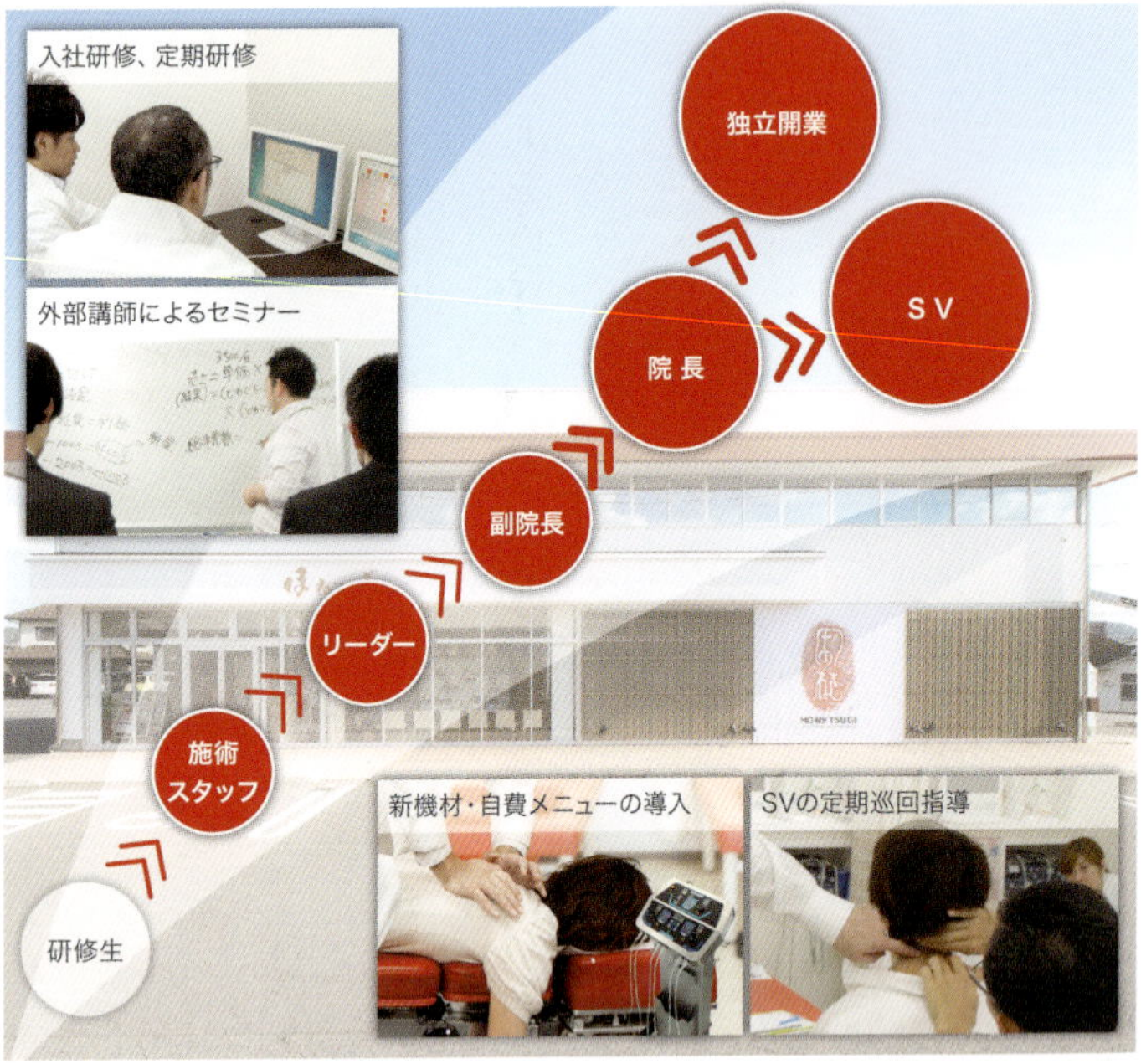
入社研修、定期研修
外部講師によるセミナー
独立開業
SV
院長
副院長
リーダー
施術
スタッフ
研修生
新機材・自費メニューの導入
SVの定期巡回指導

4章

鍼灸接骨院業界を元気に

柔道整復師の仕事は素晴らしい

私が柔道整復師という職業を選んだのは、小学生の頃に柔道をやっていたことがきっかけでした。

当時は、接骨院といえば柔道家の先生や元警察官の方たちがやっていることが一般的で、私が習いに行っていた柔道場の先生も柔道整復師の資格を持ち、接骨院も営んでいました。2階に柔道場、1階に接骨院という環境だったのです。

柔道の練習にはケガはつきもの。だから、私もよく接骨院でお世話になっていました。その接骨院は、患者さんたちの憩いの場のようになっていて、小学生の私にとっては保健室のようなとても居心地の良い空間でした。

なおかつ当時は高齢者の療養費自己負担はゼロでしたから、お年寄りの方がたくさん集まっていました。そのなかに私のような柔道を習っている子どもたちも混ざって、世代を超えたコミュニティができあがっていました。

そんな環境の幼少期でしたので、接骨院という場も柔道整復師という仕事もとても身近な存在でした。

また、商売をやっていた父親から「こんなに素晴らしい仕事はない。将来接骨院の先生になれ！」と言われたこともいまにつながっています。あるとき柔道の練習を見に来た父は、柔道の練習よりも1階の接骨院に興味を持ったのです。

私の父は、錦鯉の飼育と販売を行っていました。父の商売では、お客さまに錦鯉という商品を売ってお代をもらい、「ありがとうございました」と言って頭を下げます。つまり、お代を受け取るほうが頭を下げるわけです。錦鯉の販売にかぎらず多くの商売が同じでしょう。

ところが鍼灸接骨院ではそれが逆転しています。施術をしたら患者さんのほうが「ありがとうございました」と言って頭を下げ、お代を置いて帰っていかれます。

「こんなありがたい商売はないよ」と、まだ子どもだった私に父は何度も話しました。

しかも父が扱っていた錦鯉というのは、〝絶対に生活に必要なもの〟ではありません。いわば贅沢品ですので、それを売ることの難しさをよくわかっていたからこそ、父の目には患者さんが笑顔になって帰っていく光景がとても新鮮に映ったのでしょう。

もう一つ、健康保険（療養費）を使えるということも、父の目にはとても魅力的に映ったようです。

接骨院では、急性・亜急性の打撲、ねん挫、挫傷、骨折、脱臼という負傷に対する施術に健康保険（療養費）が適用されます。患者さんの委任を受けて接骨院が療養費支給申請を行い、患者さんは自己負担分のみを支払えば、残りの療養費は接骨院側が保険者から受け取る。いわゆる「療養費の受領委任制度」です。

「公的な保険を扱うなんて、そんな商売はなかなかない」

商売人である父は、そう言いました。

また、健康保険を扱うと言えば、まず思い浮かべるのはお医者さんです。父はよくこんな風にも言っていました。

「困った症状を抱えた患者さんがやってきて、施術をして楽にしてあげるなんてお医者さんと同じじゃないか。素晴らしい仕事だ。しかも外科医のように体にメスを入れることもなければ、副作用のある薬を使うこともない」

父は、接骨院という施設にすっかり魅せられて私に素晴らしさをこんこんと語り、私自身も父の教えをそのまま受け止めて、大学卒業後この業界に入りました。

そして鍼灸接骨院を営み、柔道整復師、はり師・きゅう師として患者さんを施術するようになってから思ったのは、父が言っていたことは確かに本当だったということです。

患者さんから、「先生、ありがとう」とお礼を言ってもらえる仕事であるということ。

健康保険（療養費）という公的な保険を扱う、責任のある仕事であること。

お医者さんと同じように、困っている患者さんを助けることができる仕事であること。

この3つはとても大きなことで、この仕事を選んで本当によかったと思っています。

不正が起こりえない仕組みを

「鍼灸接骨院って、不正請求大丈夫なんですか？」

一般の方からそう聞かれることがあります。悪気なく聞いているのでしょうけれど、そう言われるたびに、悔しい。真面目にやっている先生のほうが圧倒的に多く、ごくごく一部の人が不正をしているにもかかわらず、「多くの鍼灸接骨院が不正請求をしている」と思われてしまっています。

くらべてどうこう言うことではありませんが、「では、医療界はどうか」と言うと、各地方厚生局のホームページには、保険医療機関や保険薬局の指定取り消しや保険医、保険薬剤師の登録取り消しの情報がずらずらと載っています。それだけ診療報酬の不正請求が起きているということです。

「医療界でも起きているんだから仕方ない」という話ではもちろんありません。医師や歯科医師、薬剤師に比べて、柔道整復師や、はり師・きゅう師のほうが「不正をしている」というイメージが巷で根強いことに悔しさは感じつつも、鍼灸接骨院業界のなかで一部とはいえ、不正請求が起こっていることは事実です。業界として、なくしていかなければいけません。

「ほねつぎ」では、不正が起こりえない環境をつくるという点で、一般の鍼灸接骨院以上に工夫しています。

まず一番大事なのは、柔道整復師や、はり師・きゅう師、あん摩マッサージ指圧師といった資格者の倫理観です。すでに説明した通り、「ほねつぎ」では最初の「スタッフ研修」のなかで、倫理について考える研修を設けています。医師が医療倫理について学ぶのと同じです。

また、不注意や勘違いでも不正が起こってしまわないように、院のなかにさまざまな仕組みを採り入れています。

一つには、院内の様子を「ほねつぎ」の本部でモニタリングしています。業務の流れと請求内容が合っているかどうか、実際に患者さんは来院されているのか等チェックを行うことができます。

また、すでに紹介したように「ほねつぎ」では、受付から会計までの一連の流れをシステムで管理しています。

①受付で、来院登録
②院長室でヒアリング・チェックを行い、施術内容を決定
③施術内容と金額を伝え、患者さんに同意を得る
④決定した施術内容に基づいて、施術を行う
⑤会計

このすべてのステップをふまなければ、最後の会計の画面が出ないような仕組みになっています。なおかつ施術のところでは、患者さんが各ブースに「入った時間」と「出た時間」「経過時間」の記録をとっていて、「柔道整復師の施術を何分受けたのか」「はり師・きゅう師の施術を何分受けたのか」が記録に残るようになっています。

つまり架空請求も水増し請求も、このシステムでは不可能ということです。

ここですべてを紹介することはできませんが、「ほねつぎ」では、不正請求がほぼ起こりえないような環境をつくっています。こう書くと、「監視される」「信頼されていない」と感じる柔道整復師、はり師・きゅう師、あん摩マッサージ指圧師もいるかもしれませんが、療養費の請求はオーナーの名前でもなく、私の名前でもなく、資格者の名前で行うのですから、もしも不正請求が起こったときに名誉と将来が傷つけられるのは、そこで働いている資格者です。

彼ら彼女らに安心して働いてほしいので、「ほねつぎ」では、不正が起こりえない環境を整えることにより注力しています。

資格者と
院を守るために

不正請求が起こりえない環境を整えることで、資格者を守っている——という話をもう少し説明させてください。

ここまで仕組みを整えていても、「ほねつぎ」のある院で保険者に架空請求の疑いを持たれたことがあります。それはこういう経緯でした。

ある患者さんが「背中が痛いんです」と来院されました。お話をうかがって患者さんのお体をチェックさせていただいたところ、肩の関節が悪くて、亜急性の肩関節捻挫でした。そこで肩の施術をし、肩関節捻挫で療養費の請求を行いました。

ところが保険者から問い合わせがあり、「あなたは肩の関節をねん挫しましたか？」と訊かれた患者さんは、「いいえ、私は背中が痛くて行ったんですよ」と回答したのです。患者さんの認識は「背中が痛い」だったのだから仕方のないことでしょう。

これ、ただ単に「認識がずれている」というだけですよね。決して不正ではありません。でも、「架空請求じゃないんですか？」と疑われてしまったのです。

これは制度上の問題だと考えています。本来、療養費を使える権利を持っているのは国民であり、患者さんです。そして健康保険の適用範囲内で施術を受けたら、患者さん自身が請求を行うのが本来のルールです。ただ、それでは大変なので、患者さんの同意のうえで資格者が請求を代行するわけです。

ところがもともと請求権を持っているのは患者さんなので、保険者は患者さんに直接問い合わせをします。でも、患者さんは専門家ではないので、知らないこともたくさんあります。だから誤解が生じるわけです。

そのため先ほどの例のように、実際は架空請求ではないのに架空請求に勘違いされるということが、どうしても起こってしまいます。

「ほねつぎ」では、そういう誤解が生じたときに、「いいえ、不正はしていません。ちゃんと関係法規を守って療養費の請求をしています」ということを証明できるようにしたいと思いました。それが資格者を守ることになるからです。

不正請求に巻き込まれることなく安心して働ける体制をいかにつくっているかという点では、私は「ほかの鍼灸接骨院には負けない」と自信を持って言えます。多大なコストもかけています。

ひとたび不正請求が発覚すれば、申請を行っている資格者自身の名前が傷つけられますし、もっと言えば業界全体のイメージも悪くなります。鍼灸接骨院業界の資格者として仕事に誇りを持っているからこそ、私は不正請求のしようがない環境をつくることが経営者としての務めだと思っています。

経過時間リスト（担当者別）

施術所名：ほねつぎはりきゅう接骨院
売上期間：平成27年12月 1日～平成27年12月31日

Page: 1 / 1

担当者	人数	施術時間	全体AVE	柔整施術			鍼灸施術			物療			実費1			実費2			実費3		
				人数	施術時間	平均時間	人数	施術時間	平均時間	人数	施術時間	平均時間	人数	施術時間	平均時間	人数	施術時間	平均時間	人数	施術時間	平均時間
[illegible]	106	82:35	00:47	59	16:46	00:17				35	07:59	00:14	179	39:57	00:13	81	14:34	00:11	15	03:19	00:13
[illegible]	93	90:28	00:58	207	63:46	00:18				69	14:30	00:13	35	08:07	00:14	15	03:50	00:15	1	00:15	00:15
[illegible]	67	86:56	01:18	1	00:11	00:11				75	18:27	00:15	94	50:48	00:32	36	17:29	00:29			
[illegible]	81	131:19	01:37	177	48:53	00:17	161	38:24	00:14	107	22:19	00:13	70	15:12	00:13	23	05:33	00:14	4	00:56	00:14
[illegible]	28	23:12	00:50							10	02:19	00:14	35	17:53	00:31	11	03:00	00:16			
[illegible]	40	26:20	00:40	57	17:18	00:18				30	06:00	00:12	12	02:45	00:14	1	00:14	00:14			
[illegible]	12	06:19	00:32	9	04:10	00:28	4	00:18	00:04	6	01:14	00:12	2	00:12	00:06	1	00:25	00:25			
合計	427	447:08	01:03	510	151:04	00:18	165	38:42	00:14	332	72:51	00:13	427	134:54	00:19	168	45:05	00:16	20	04:32	00:14

患者番号　421913 氏名　山田　一郎　　作成日 平成28年 3月1日　　作成番号 < 1 >　印刷　新規　保存　閉じる

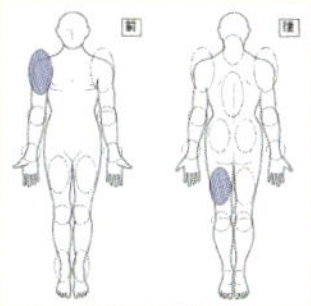

質問票作成日

質問票更新

対象年月 < 平成 28年3月 >

負傷日	傷病名	負傷原因

初検時相談支援内容　施術録から取得

就寝時の体の姿勢
2～3日は温めないで冷やすよう指導

摘要

Q1.　いつから痛み等の症状を感じましたか？

今日　昨日　● 3日前　それ以前

Q2.　どのような状況で痛み等の症状が発生しましたか？

勤務中、通勤中の事故など　交通事故、第三者行為など　● それ以外の通常生活の中

Q3.　肩凝りや、疲労等では、健康保険は適用になりません。内臓疾患を原因としない、筋肉や関節の痛みなどは、保険適用（状況により適用できない場合もあります）になります。
この内容を理解し保険適用での施術を希望されますか？

● 希望する　希望しない

Q4.　鍼灸接骨院の来院が1ヶ月以上開いた場合は、再度初検料を徴収させていただきます。また、3ヶ月を超えるような長期間の施術に関しては、長期間の施術をする必要性が無い場合には認められていません。他に負傷があれば、新たに施術を開始する事になりますので、初検料をいただく事になります。他に負傷が無い場合は、ご希望により実費施術に移行します。
この内容を了承いただけますか？

● 了承する　了承しない

Q5.　保険制度はご理解いただけましたか？

● はい　いいえ

サイン　Wacomタブレットで作成　クリア

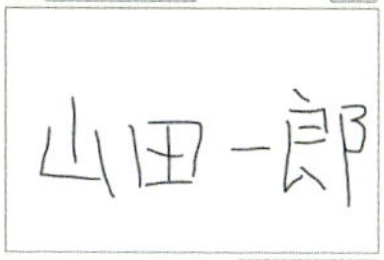

サイン入力日　平成 28年3月1日

経過時間リスト（日別）

施術所名：ほねつぎはりきゅう接骨院
売上期間：平成27年11月 1日～平成27年11月30日

Page: 1 / 1

施術日	人数	施術時間	全体AVE	柔整施術			鍼灸施術			物療			実費1			実費2			実費3		
				人数	施術時間	平均時間	人数	施術時間	平均時間	人数	施術時間	平均時間	人数	施術時間	平均時間	人数	施術時間	平均時間	人数	施術時間	平均時間
11月 1日(日)																					
11月 2日(月)	28	23:18	00:50	25	06:19	00:15	9	02:19	00:15	20	07:27	00:22	20	04:48	00:14	5	01:22	00:16	2	01:00	00:32
11月 3日(火)																					
11月 4日(水)	25	16:55	00:41	22	05:42	00:16	6	01:27	00:14	13	03:26	00:16	15	04:53	00:20	5	01:27	00:17	1	00:00	00:00
11月 5日(木)	27	21:32	00:48	23	06:00	00:16	6	01:25	00:14	20	06:11	00:19	17	05:01	00:18	8	02:35	00:19	2	00:20	00:10
11月 6日(金)	15	13:05	00:52	13	04:40	00:22	3	00:30	00:10	9	02:57	00:20	11	03:56	00:21	6	01:02	00:10			
11月 7日(土)	36	25:04	00:42	32	08:35	00:16	8	01:49	00:14	25	05:53	00:14	26	06:29	00:15	8	01:59	00:15	1	00:19	00:19
11月 8日(日)																					
11月 9日(月)	26	20:52	00:48	24	07:15	00:18	7	01:36	00:14	13	03:13	00:15	20	06:47	00:20	7	01:37	00:14	2	00:24	00:12
11月10日(火)	21	15:52	00:45	18	04:01	00:13	3	00:50	00:17	12	03:23	00:17	17	05:30	00:19	4	01:25	00:21	2	00:43	00:22
11月11日(水)	20	14:39	00:44	20	05:06	00:15	9	02:08	00:14	16	03:56	00:15	11	02:58	00:16	3	00:30	00:10			
11月12日(木)	25	20:21	00:49	23	06:20	00:17	4	01:06	00:16	16	04:31	00:17	19	06:17	00:20	8	02:02	00:15	1	00:05	00:05
11月13日(金)	20	16:26	00:49	18	04:42	00:16	4	00:47	00:12	14	04:49	00:21	12	04:54	00:24	3	01:14	00:25			
11月14日(土)	33	26:25	00:48	31	08:07	00:16	5	01:16	00:15	27	06:50	00:15	25	09:15	00:22	5	00:57	00:11			
11月15日(日)																					
11月16日(月)	24	19:51	00:50	22	05:47	00:16	8	01:59	00:15	20	05:40	00:17	16	04:52	00:18	5	01:30	00:18	1	00:03	00:03
11月17日(火)	21	18:03	00:52	20	05:44	00:17	4	01:19	00:20	9	02:24	00:16	14	05:23	00:23	9	02:48	00:19	3	00:25	00:08
11月18日(水)	19	16:11	00:51	18	05:32	00:18	8	01:58	00:15	18	05:00	00:17	14	03:06	00:13	2	00:29	00:14	1	00:06	00:06
11月19日(木)	26	19:53	00:46	25	06:51	00:16	4	01:05	00:16	17	04:23	00:15	16	05:25	00:20	6	02:01	00:20	2	00:08	00:04
11月20日(金)	24	17:31	00:44	24	06:31	00:16	5	00:49	00:10	11	02:17	00:12	18	06:30	00:22	4	01:24	00:21			
11月21日(土)	24	17:26	00:44	22	06:29	00:18	3	00:45	00:15	19	04:47	00:15	17	04:02	00:14	5	01:03	00:13	1	00:26	00:20
11月22日(日)																					
11月23日(月)																					
11月24日(火)	28	22:16	00:48	27	07:40	00:17	8	02:09	00:16	16	03:22	00:13	20	06:09	00:18	8	02:41	00:20	2	00:15	00:08
11月25日(水)																					
11月26日(木)	35	29:46	00:51	32	08:14	00:15	10	02:29	00:14	26	08:08	00:19	23	08:00	00:21	11	03:04	00:17			
11月27日(金)	17	12:10	00:43	16	04:34	00:17	4	00:57	00:14	10	02:53	00:17	12	03:46	00:19	1	00:00	00:00			
11月28日(土)	32	25:21	00:48	29	08:21	00:17	7	01:16	00:11	22	05:26	00:14	24	06:57	00:17	14	03:14	00:14	1	00:07	00:07
11月29日(日)																					
11月30日(月)	28	21:45	00:47	25	05:53	00:14	7	01:43	00:15	20	08:19	00:25	20	05:18	00:16	4	00:32	00:08			
合計	554	434:42	00:47	508	138:23	00:16	132	31:34	00:14	374	105:15	00:17	387	120:16	00:19	131	34:56	00:16	22	04:18	00:12

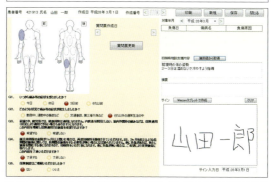

上場企業が1社もなかった

２０１４年12月、私たちの会社アトラ株式会社は、東証マザーズ市場に上場しました。

接骨院の数は、全国で4万5千件を超えています。いまでは、どこの駅に降り立っても1、2院は見かけるようになりました。柔道整復師の歴史を振り返れば、奈良時代にはすでに骨と関節の外傷に対応する官職があったと言われているほど古く、以来、脈々と続いている職業です。

歴史も古く、こんなにも町でよく見かける業種であるにもかかわらず、私たちが上場するまで上場企業は1社もありませんでした。

上場企業とは、社会に認められた存在であ

り社会の公器たる会社です。鍼灸接骨院はこれだけ世の中にたくさんあるのに、鍼灸接骨院を運営している会社の中に、社会の公器たる会社が1社もないのはおかしい。業として社会に認められていないということではないか。そう私は思いました。

たとえば学習塾を考えてみてください。昔で言えば寺子屋。柔道整復師や接骨院と同じように、日本で昔から綿々と続いてきたわけです。ところが歴史的背景は似ているものの学習塾の場合、いまでは全国に多数の教室を持つ大手学習塾が数多く存在し、私が上場を考えた時点ですでに19社が上場していました。

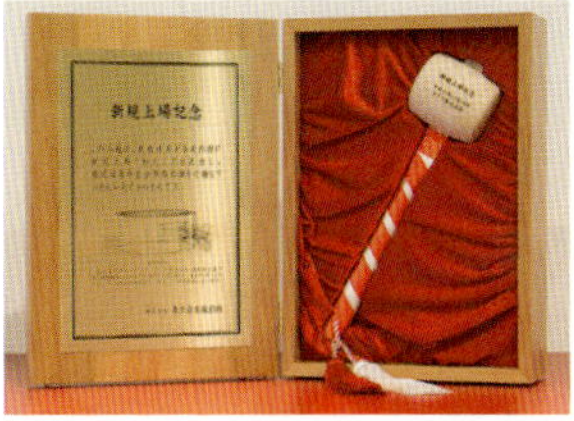

「なぜ鍼灸接骨院業界には上場企業がないのだろうか」と考えているうちに、「社会の公器として認められた存在がないから、素晴らしい技術を持っていながらも社会的な地位が低いままなのではないか」と思うようになりました。

世の中にちゃんと認めていただくには、業界内に1社でも上場企業が必要だ――。そう考えて、会社を上場させることをめざしたのです。

上場を阻んだ、昔ながらの法律

いざ上場に向けて準備を進めてみると、予想以上に大変でした。いろいろな問題が次から次に出てきたのです。なかでも苦労したのが法律関係のことでした。

上場に向けた準備とは、言ってみれば社会の公器として相応しい体制をつくるということです。そのために通常であれば法律に答えを求めるのですが、業界のルールブックであるはずの「柔道整復師法」がこう言ってはなんですが、いかんせん頼りないのです。

柔道整復師法は、昭和45年にできた法律です。昭和45年と言えば接骨院の数は少なく、しかも養成学校の新規開設が制限されていたので、柔道整復師の数もあまり増えない時代でした。そんな環境下でつくられた法律なので、詳細なルールを盛り込む必要がなかったのでしょう。

平成9年にできた介護保険法と比べると、厚みがまったく違います。介護保険法は、比較的新しくつくられた法律だけに、ルールが細かく決められているのです。ちなみに医師法や医療法は昭和23年制定とかなり古い法律ですが、その代わり何度も改定が行われ、時代にそった内容に追いついています。

上場に向けては、本来は「法律でこう定められているので、私たちはこういう考えでやっています」と体制を整備していくべきなのに、柔道整復師法自体の内容が薄いので、自分たちで基準をつくっていかなければなりませんでした。と言っても、根拠もなく勝手に基準をつくっても厳しい上場審査には耐えられません。

ですので介護保険法や医師法、医療法といった関連するいろいろな法律を参考に、弁護士の先生に解釈してもらいつつ基準をつくっていきました。

このように壁にぶつかりながら上場へ向けて進んでいきました。

いまという
時代にあった法律に

柔道整復師法の第24条に「広告の制限」という項目があります。

第24条　柔道整復の業務又は施術所に関しては、何人も、文書その他いかなる方法によるを問わず、次に掲げる事項を除くほか、広告をしてはならない。

一　柔道整復師である旨並びにその氏名及び住所

二　施術所の名称、電話番号及び所在の場所を表示する事項

三　施術日又は施術時間

四　その他厚生労働大臣が指定する事項

2　前項第1号及び第2号に掲げる事項について広告をする場合においても、その内容は、柔道整復師の技能、施術方法又は経歴に関する事項にわたつてはならない。

簡単に説明するなら、「柔道整復師の資格を持っていることと、名前、接骨院の名前、住所、電話番号、営業日・時間以外は、広告してはいけませんよ」ということ。

ちなみに「その他厚生労働大臣が指定する事項」とは、平成11年3月29日付けの厚生省告示によると次の6つです。

一 ほねつぎ（又は接骨）
二 医療保険療養費支給申請ができる旨（脱臼又は骨折の患部の施術に係る申請については医師の同意が必要な旨を明示する場合に限る。）
三 予約に基づく施術の実施
四 休日又は夜間における施術の実施
五 出張による施術の実施
六 駐車設備に関する事項

しかも第24条の2に、「柔道整復師の技能、施術方法又は経歴」も広告してはいけないと書いてあります。

この法律ができた当時は、接骨院の数が少なくて、「患者さんが接骨院を選ぶ」という習慣は一切なかったのでしょう。だからこういう法律になったのだと思います。

しかしいまは、自分が受けたい施術を自分で選ぶ時代です。そのためには情報発信が欠かせません。

手術にしても「手術を受けるか、受けないか」「どういう方法の手術を受けるか」「どの病院で手術を受けるか」は、情報を集めながら患者さんが選ぶようになっていますよね。それは、患者さんによって求めるものが違いますし、病院によって、それぞれに特徴や得意な診療内容があるなかで選ぶ権利は患者さん側にあるからです。

接骨院も同じで、患者さんに選択の自由があるのだから、本来は患者さんが選べるように情報を提供しなければならないはず。それなのに「接骨院の名前と場所と営業時間しか広告できません」では、患者さんが選ぶ権利を邪魔しているようなものです。つまりは看板に「骨盤矯正」「猫背矯正」などと掲げることもNGです。

どんなに内容が時代にそぐわなくなっているにしても、法律は法律なので、「ほねつぎ」では厳守しています。しかし一方で、いまの時代に合った内容に法律を改定していくことも考えるべきだと思います。

この「広告の制限」に関する項目をはじめ柔道整復師法は、時代の変化に合わせて内容が追加されるのではなく、規制のみが追加されているのです。

このままでは患者さんである国民が損失を被ります。そのことを誰かが国に訴えていかなければいけません。

しかし社会的に信用がない会社がいくら担当省庁に訴えたところで、耳を貸してはもらえないでしょう。ですので会社を上場させました。そして、もっと社会的に認められる存在にならなければいけないと感じています。そのうえで、「いまの法律では国民の利益が損なわれている」ということを訴えていきたいと思っています。

鍼灸接骨院には
まだまだ宝がある

第1章で鍼灸接骨院の数がどんどん増えて、1院当たりの療養費は下がってきているという話をしました。数が増えれば競争が激しくなって淘汰が起こり、ゆくゆくは衰退期に入っていくのではないか――。そう心配している人もいます。

私はそう思ってはいません。鍼灸接骨院業界で働いている人には、もっと広い視野を持ってもらいたいと思っています。療養費という範囲内で考えれば、その枠がいまよりも大きくなっていくことはないでしょうから、患者さんの取り合いになるかもしれません。

でも、柔道整復師や、はり師・きゅう師が持っている技術を応用すれば、鍼灸接骨院でできることはもっとたくさんあります。

一番わかりやすいのがスポーツトレーナーです。柔道整復師の資格を取って柔道整復術の修練を積んだ後、スポーツトレーナーとして活躍する人が最近では多数生まれています。柔道整復師というのは、もともとはケガを治すのが仕事ですが、その「ケガを治す技術」を応用して、健康な人に「ケガをしない体づくり」を提唱・実践しているわけです。このニーズは、今後ますます高まると確信しています。

現状では、まだ「プロのスポーツ選手のみが全力で仕事（競技）に打ち込めるよう専門家に体のコンディショニングをしてもらう」のが一般的な考え方でしょう。でも、誰もが仕事をしているわけです。専業主婦の方だって家事という仕事をしています。

そして体を使わない仕事はありません。デスクワークにしても「ずっと座ってパソコンの画面を見ながらキーボードを叩く」という体の使い方をしています。長時間椅子に座っていることの弊害も最近ではよく指摘されています。

20年、30年デスクワークを続けていれば、必ず何らかの不調が出てくるでしょう。体に悪いと感じながらも、なんとなくやりすごしているのではないでしょうか。

私は、そういうところに柔道整復師や、はり師・きゅう師、あん摩マッサージ指圧師の活躍の場がまだまだあるはずだと思っています。

プロのスポーツ選手は、体にちょっとでも違和感があればパフォーマンスが落ちるので、お金をかけて体のケアをしています。一般の人は、プロのスポーツ選手ほど念入りにケアをする必要はないでしょう。しかし、普通の会社勤めだから体のコンディショニングは必要ないということはありません。

むしろ体が資本であるプロのスポーツ選手が「いい」と認めているケアを、一般の人も受けたいと思うはずです。

私は、「良いものはだんだん一般に降りてくる」と考えています。いまはプロのスポーツ選手という一部の人だけが、お金をかけて体のコンディショニングを行っていますが、やがてもっと多くの人が気軽に体のケアを行う時代がくるでしょう。

絶対にニーズはあるはずです。ただ、そのニーズを掘り起こそうとしたときにぶつかるのが、また法律の問題なのです。

一つは前述の広告の制限のこと。「プロ野球選手の体のコンディショニングをしている柔道整復師が同じ技術を提供します」とは広告できません。

もう一つは業務範囲です。柔道整復師が行う業は、打撲、ねん挫、挫傷、骨折、脱臼に対する柔道整復術と定められています。厳密に言えばそれ以外は業務範囲外になります。

繰り返しになりますが、鍼灸接骨院にはせっかく素晴らしい技術があるのだから、それをもっと広く活かさなければもったいない。そのためには法律を見直す必要があるのです。

鍼灸接骨院がこれから担うのは、「どう医療費を削減するか」

いま、医療においては「予防」という考え方が重視されています。国としては、重大な病気になってから治療を行うよりも病気にならないように予防するほうが医療費を抑えられるという狙いがあるのでしょう。

この「予防」に、鍼灸接骨院が寄与できる部分は大きいと思います。

プロスポーツ選手だけではなく一般の人も、病気やケガを負う前から自分のお金で自分の体のコンディショニングを行うようになれば、これからさらに高齢者が増えても、国の医療費は下がっていくのではないかと私は考えています。

ところがいま、一般の人の体のケアやコン

ディショニングを担っているのは、リラクゼーションや整体です。リラクゼーション業界の市場規模はいま、1兆円を超えていると聞きます。鍼灸接骨院業界の療養費は約5千億円なので、倍の規模です。

本来、体のコンディショニングは、国家資格を持っていて、解剖学や生理学など体の構造についてしっかり勉強している人たちが担うべきでしょう。それなのに多くの人は本物の技術に出合うことなく、ごくごく一部のプロスポーツ選手だけがその恩恵を受けているというのは、非常にもったいないことだと思います。

柔道整復師や、はり師・きゅう師、あん摩マッサージ指圧師という資格者が体のコンディショニングを担えば、病気やケガの予防効果は高まるはずです。

一人ひとりの健康の手助けにもなり、医療費も下げることができれば、社会に対する貢献度は飛躍的に上がるでしょう。そうすれば日本で綿々と受け継がれてきた技術が、さらに世の中に認められるようになるのではないでしょうか。

鍼灸接骨院業界にいる人間として、もっと視野を広げて社会に貢献することを考えていきたいと思っています。

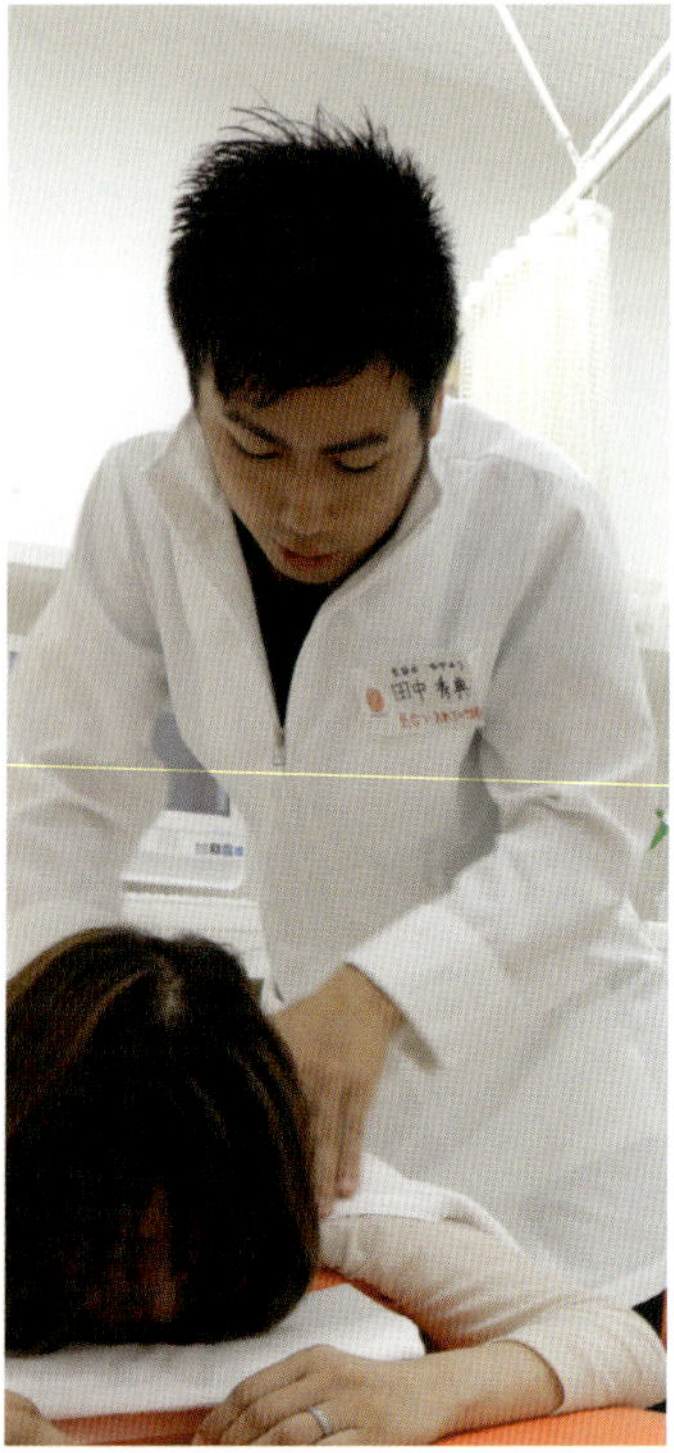

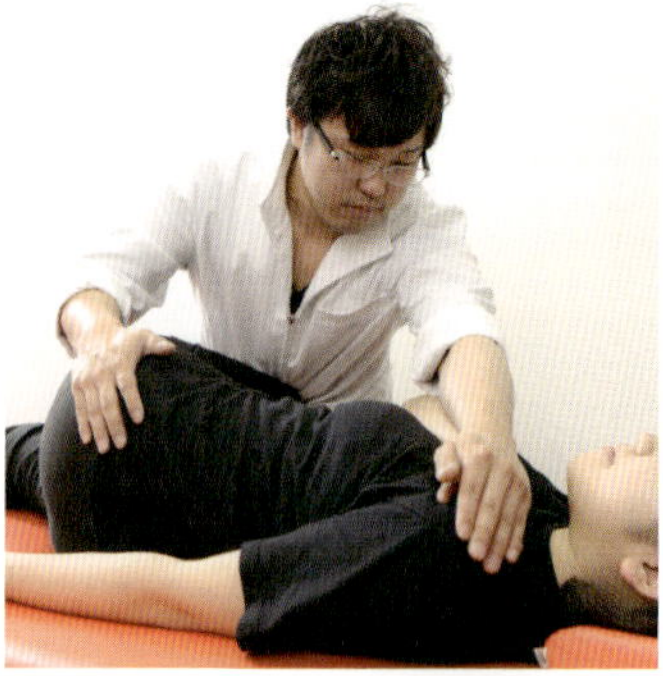

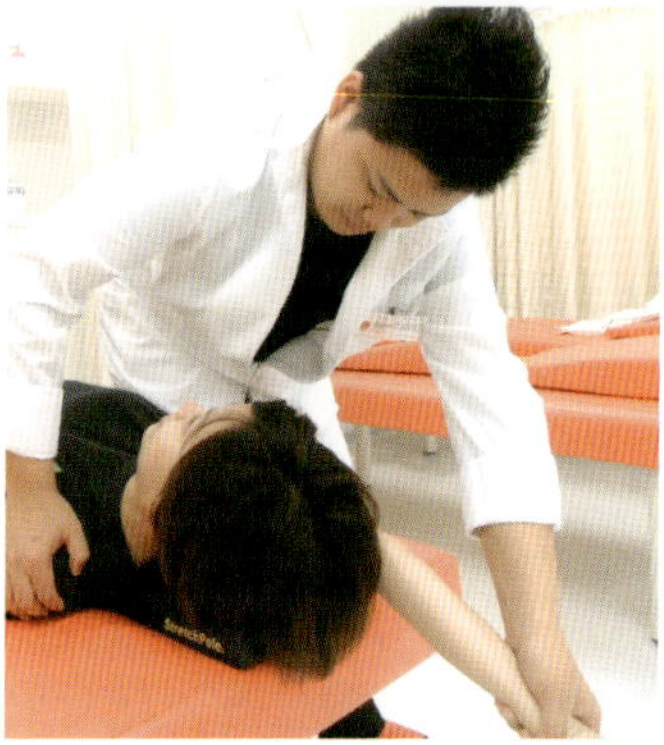

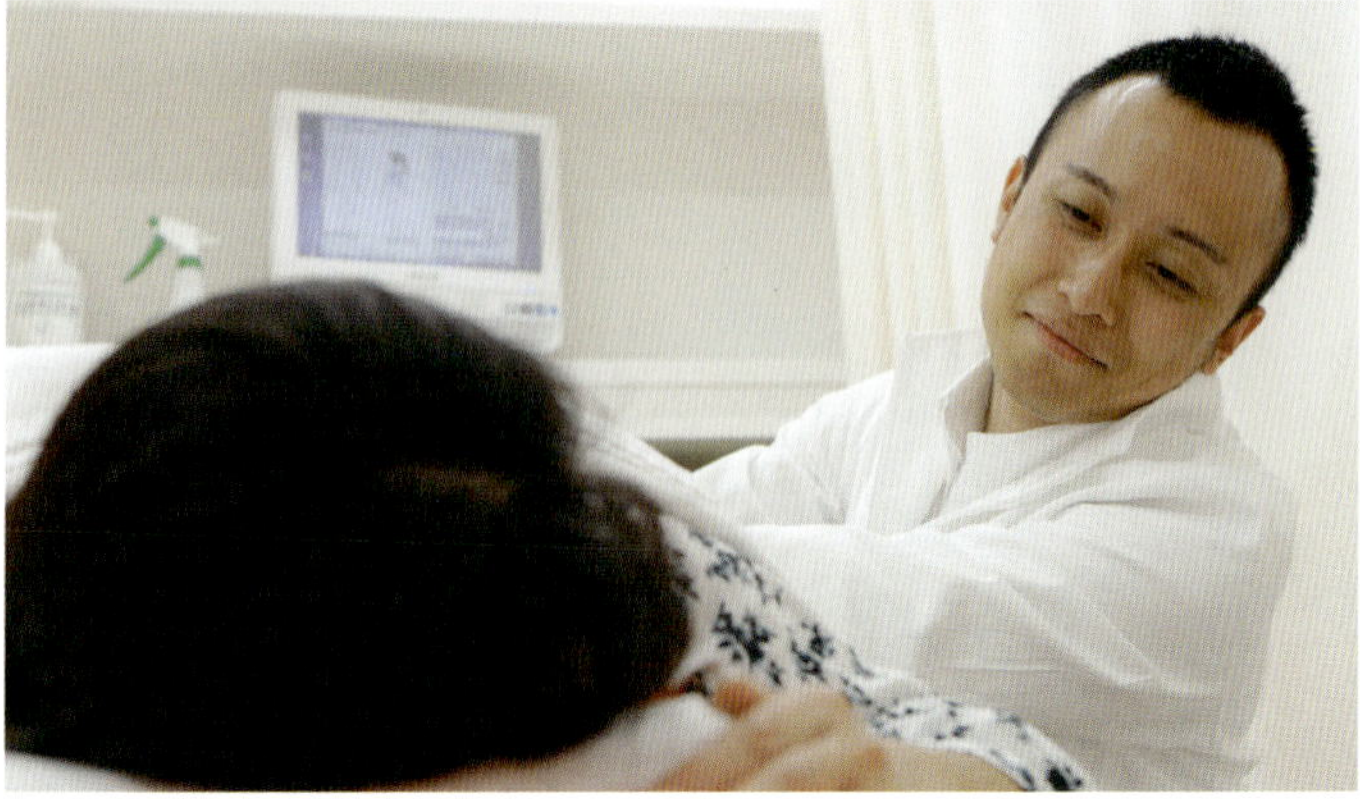

5章

「ほねつぎ」の未来

全国で1000院に

「ほねつぎ」という鍼灸接骨院を日本全国に1000院つくる――。

これが私たちの目標です。


なぜ「1000」なのか。

現在、日本の人口は1億2700万人ほど。ピーク時の08年で1億2800万人ほどあった人口は、すでに減少を始めています。

どこまで下がるのかという予測には諸説あり、「平成60年（2048年）には1億人を割る」という推計もあれば、もっと減少が進み「平成72年（2060年）には8000万人を下回るだろう」との推計もあります。

どうなるのか正確なところはわかりません

が、私が生きている間に1億人にまで減るというのは、決してあり得ない話ではなさそうです。このまま減少が進んだら、おそらくそうなるのでしょう。

「ほねつぎ」は、「人口10万人のエリアに1院」あるような状態にもっていきたいと考えています。そうすると1000院つくれば、人口1億人、つまり全エリアをカバーできる計算になります。

なぜ「10万人に1院」なのかと言えば、私たちは、「ほねつぎ」という大型の鍼灸接骨院をつくり、他の鍼灸接骨院の患者さんをどんどん奪っていくという考えは一切ありません。他の鍼灸接骨院を潰すために「ほねつぎ」をつくるのではなく、鍼灸接骨院業界を発展させるための「ほねつぎ」でありたいと考えているからです。

「10万人に1院」であれば、既存の鍼灸接骨院を閉院に追い込むようなことにはならないでしょう。共存することができると思います。

たとえば衣料品店にしても、ユニクロのようなファストファッションを買う人もいれば、百貨店で買う人もいれば、古着屋で買う人もいるでしょう。いろいろなタイプの衣料品店があり、そのなかから自分の好みや目的に合う店、あるいはお財布事情に見合う店をお客さん側が選んでいます。

つまり、お客さん側のニーズに合わせたタイプの異なる店舗が存在しているのです。鍼灸接骨院も同じでしょう。いろいろなタイプの鍼灸接骨院があってよい。むしろ、いろいろなタイプの院があったほうが、患者さんが選ぶことができます。

私たちの「ほねつぎ」は、そのなかで高級ブランドのような存在でありたいと考えています。だから施術もサービスも質が高くなければならないのです。


2016年3月現在、全国の「ほねつぎ」の数はまだ76院ですが、ここ最近では毎月数院ずつ増えています。おそらく今年の終わりには100院近くまで増えるでしょう。来年、再来年と同じように増えていき300院を超えてくると、「全国に満遍なくある」という感覚になってくると思います。

そして最終的に業界のなかのトップブランドとして、「ほねつぎ」が全国に1000院できれば、「ほねつぎ」の存在を通して、「ほねつぎ（＝接骨院）とはなんぞや？」ということを国民のみなさんに知っていただけるのではないでしょうか。そうすれば業界全体が発展するはずです。

私たちの会社だけが儲かることを考えて、たとえば「全国に１万院つくります」といったことはまったく考えていません。コンビニのようにシェアを争うのではなく、鍼灸接骨院業界全体が底上げされて、この業界で働く人たちの社会的地位が上がっていくことを私たちはめざしています。

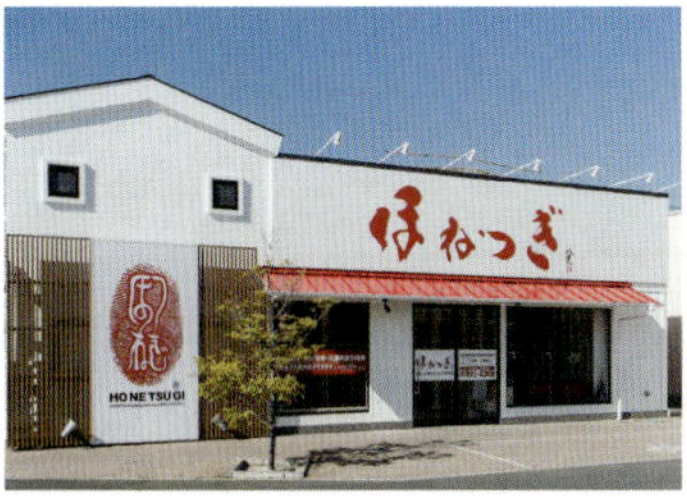

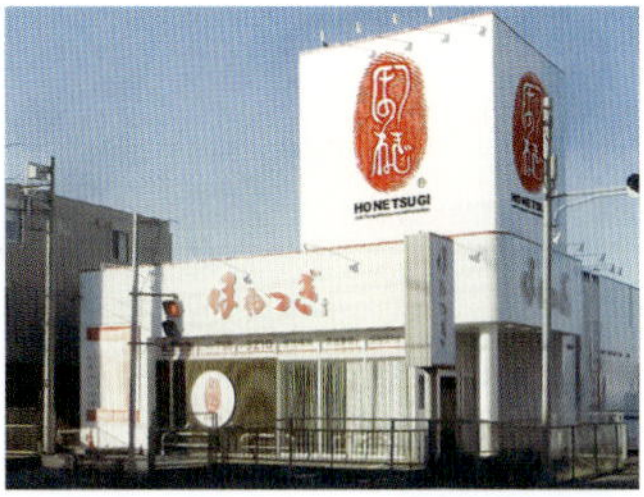

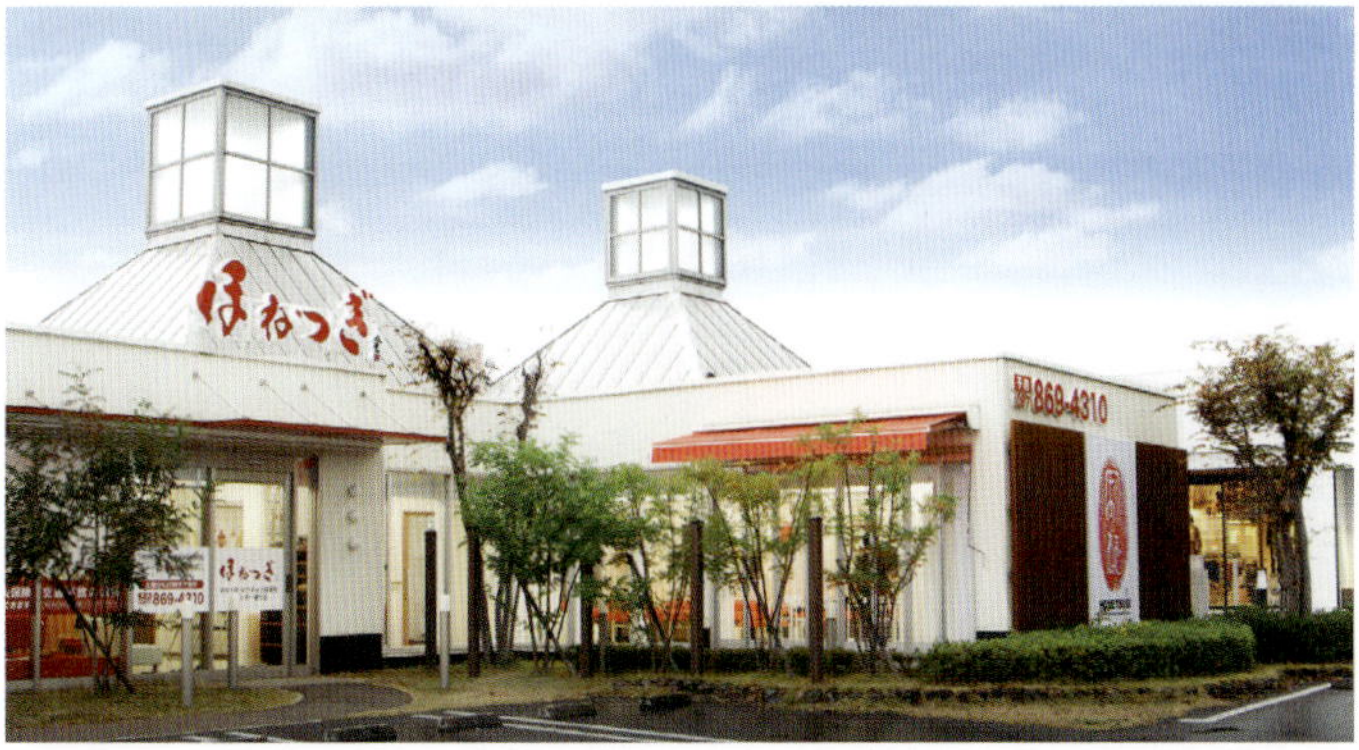

「『ほねつぎ』＝トレーナーがいる場所」に

先ほど「コンビニのようにシェアを争うのではなく」と書きましたが、シェア争い云々は別としてコンビニってすごいですよね。

私が小学生の頃に近所に初めてコンビニができました。その時のことをいまでも鮮明に覚えています。いまの若い人たちにとっては、もはや「在って当たり前」の存在になっていますが、初めてコンビニが登場したときは革命的でした。ある意味、生活が変わりました。

コンビニができてから、スーパーで買っていたものもコンビニで買うようになりました。でも、よくよく考えると、コンビニの商品って安いわけではありませんよね。同じ商品ならほとんどスーパーのほうが安い。それなのになぜコンビニで買うのかと考えると、「価格を超える価値があるから」でしょう。

まず「convenience（コンビニエンス）」という名前の通り、近くにあって、しかも24時間オープンしていて便利であるということ。また、トイレがあることもじつは大きな理由の一つだと思います。「トイレに困ったらコンビニに行けばいい」という認識が定着しつつありますよね。トイレだけ借りるのは気が引けるので、ついでに何か買い物をする。このような人も多いのではないでしょうか。

そして最近では、各種チケットが取れたり、お金を引き出すことができたり、宅急便を送ることができたり、公共料金やネットショッピングの代金を支払うことができたり……と便利なサービスがどんどん増えています。


「突然、何の話だ？」と思われたかもしれませんが、こうしたコンビニの状況を眺めながら、ずっと考えていたことがあります。

「ほねつぎ」も鍼灸接骨院としての機能以外に、何かできることがあるのではないか——。

接骨院は全国で4万5千院と、かなりの数になっています。ちなみにコンビニは、現在5万4千店ほどです。それだけ数が増えていますが、どの院も鍼灸接骨院の機能しか持っていません。

とはいえ、まったく関係のない機能を付加しようと考えているわけではなく、鍼灸接骨院が持っている宝（人、技術）を活かしながらできることがあるはずだと考えていました。

そして今後進めようと思っているのが、「スポーツトレーナー活動」です。

「ほねつぎ」の院の周りには、小学校もあれば中学校、高校もあります。そうした地域のコミュニティーのなかには、学校の部活動や地域のクラブチーム、市民球団など、スポーツをされている人がたくさんいます。

しかし、そのなかで体のケアをしている人はほとんどいません。プロのスポーツ選手は体が資本で生活がかかっていますから、ちゃんと専属のトレーナーのケアを受けていますが、一般のスポーツをしている人は体をケアするという認識がないのが現状です。

鍼灸接骨院で働いている柔道整復師は、筋肉、骨、関節に関する専門家です。はり師・きゅう師も東洋医学をベースに自然治癒力を高めて、体のコンディショニングを行う専門家です。

その専門家たちに、ただ院で患者さんを待っているだけではなく、「ほねつぎ」を拠点にどんどん地域に出て行ってもらおうと考えています。つまりプロのスポーツ選手が使っているプロトレーナー並みの技術を、地域のスポーツ選手、スポーツをしている子どもたちにも提供したいと思っています。

どんどん地域のコミュニティーに出て行き、出張ケアをしているうちに、「ほねつぎ」の看板を見たら、「トレーナーがいる場所」「筋肉、骨、関節をケアしてくれる場所」「コンディショニングのプロがいる場所」と当たり前に思ってもらえるようになるでしょう。そうなればコンビニと同じように、地域になくてはならない場所になっていくのではないかと考えています。

プロのトレーナーになる通過点に

「ほねつぎ」では、第3章で紹介したようにいろいろなスペシャリストに講師として、スタッフの教育に参加していただいています。

2016年から新たにスポーツトレーナーの山田晃広先生にも協力いただけることになりました。山田先生は、2011年ワールドカップ優勝、ロンドンオリンピック準優勝など、サッカー女子日本・なでしこジャパンで活躍してきた大野忍選手の専属トレーナーも務めているサッカー界のトップトレーナーの一人です。

いまほどスポーツトレーナーという職業がメジャーではなかった頃に、スポーツ選手の

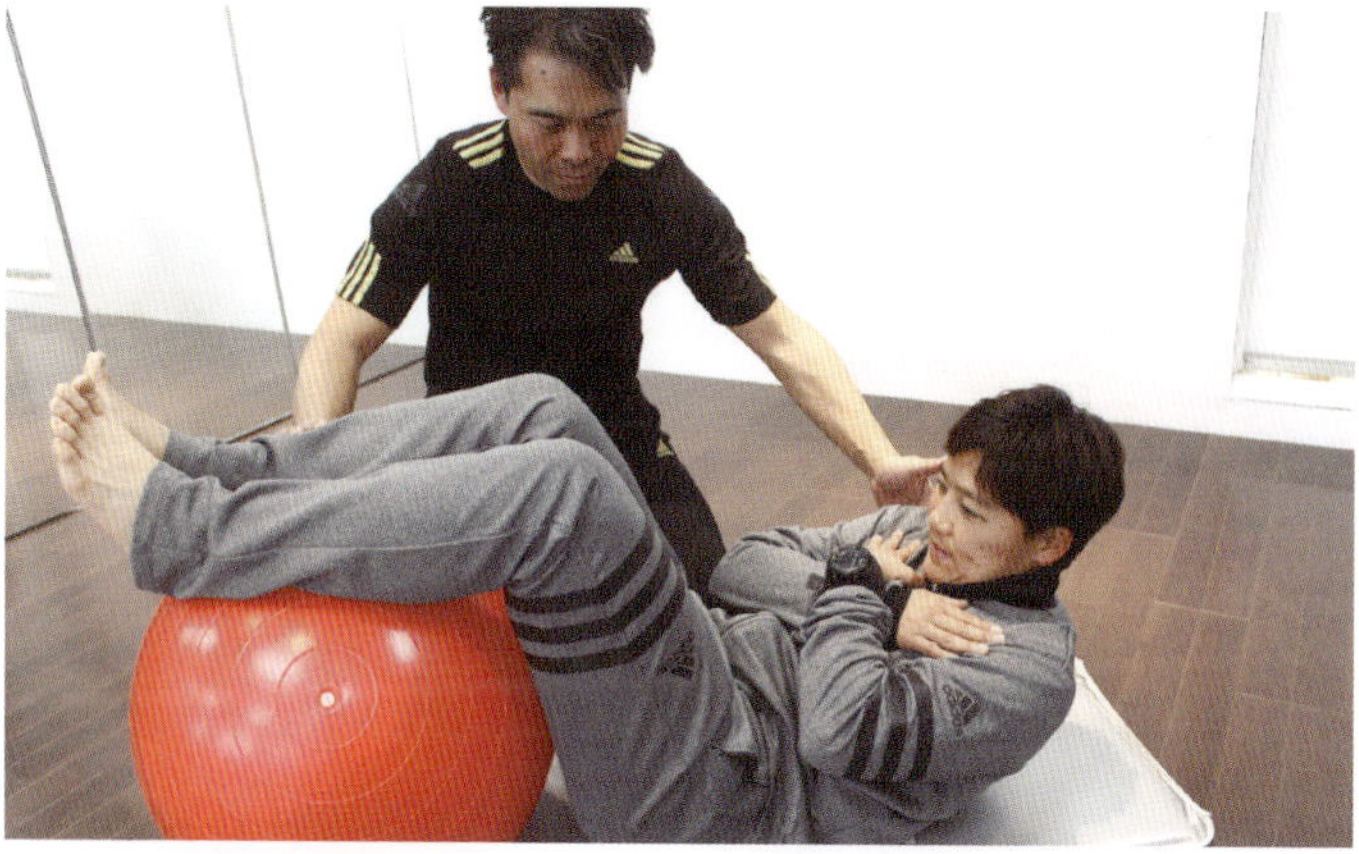

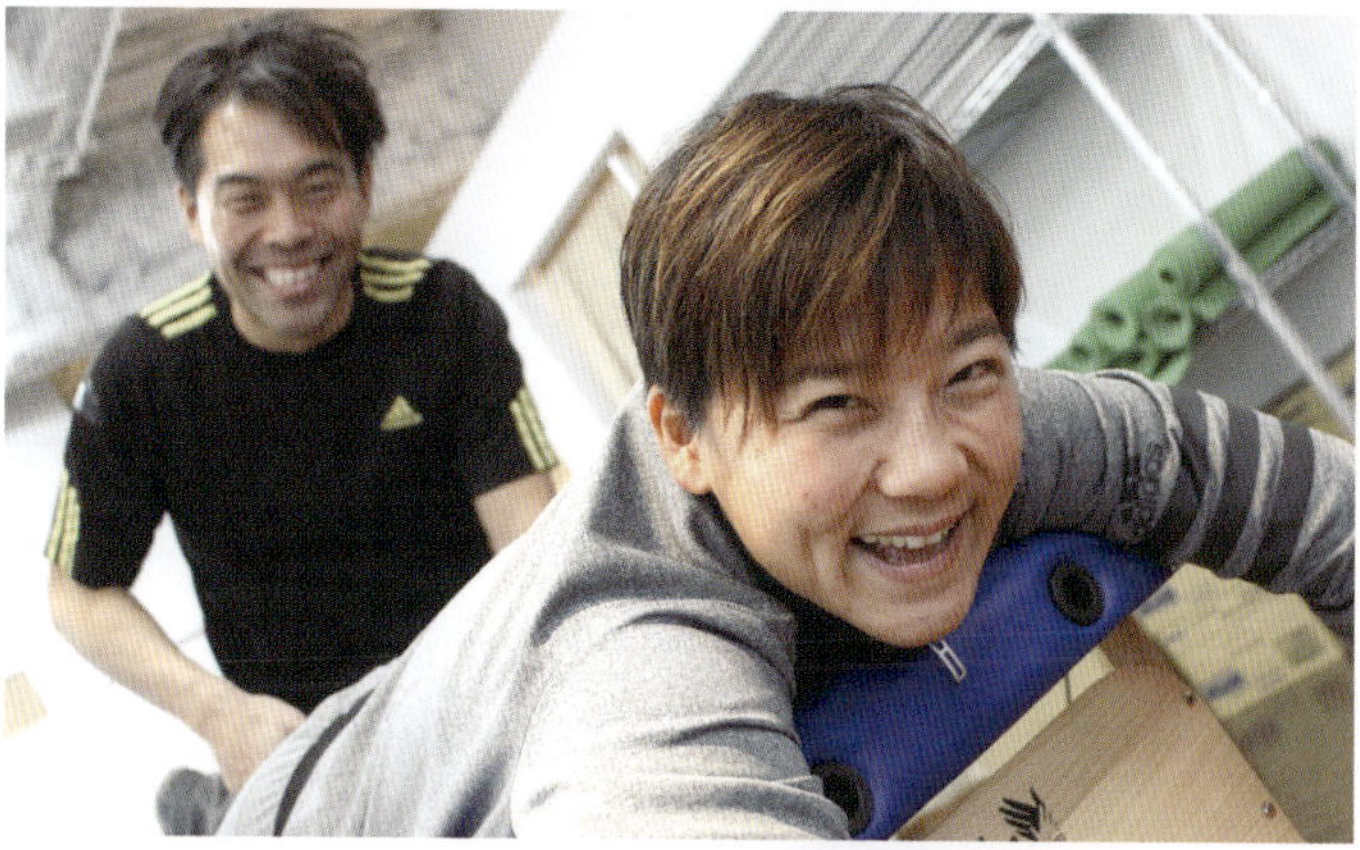

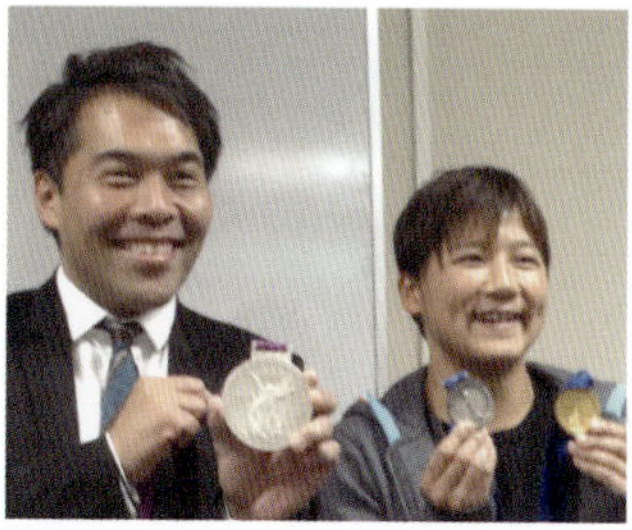

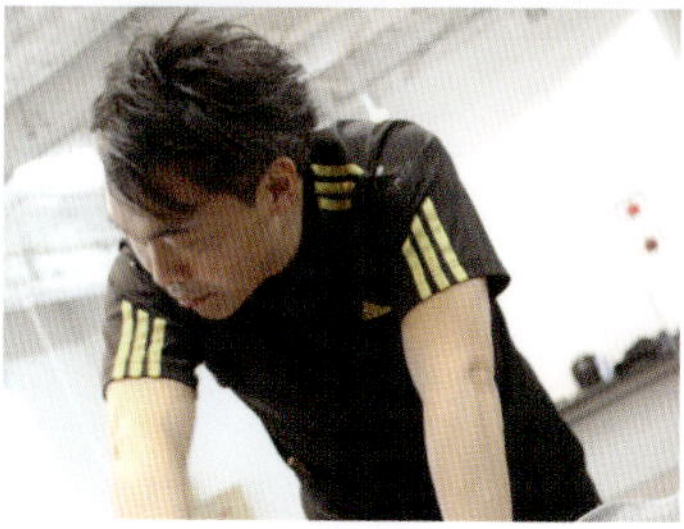

体のケアも行っていたリラクゼーションサロンで修業を積んだ後、20代半ばでスポーツトレーナー先進国であるスペインに単身渡ったそうです。とはいえ最初は、スペイン語も一切話せないので、「一年間はお金はいりません」と言って語学の勉強をしながら、3部リーグのユースチームのトレーナーを無償で担当することから始めたそうです。

そしてこつこつと実践を積み上げて選手らの信用を勝ち取り、最終的にはラシン・サンタンデールという1部リーグのチームトレーナーにまでなったのです。その後、日本に戻ってJリーグの湘南ベルマーレのチーフトレーナーを経て、INAC神戸レオネッサチーフトレーナーに。

じつは山田先生は、INAC神戸時代に澤穂希元選手と出会い、なでしこジャパンが優勝した2011年のワールドカップ当時、澤さんのパーソナルトレーナーを務めておられました。「どうして澤さんのトレーナーになれたんですか?」と聞いたら、「たまたまなんです。当時は、なでしこジャパンってまったく無名でしたから。他になり手がいなかったんですよ(笑)」とおっしゃっていました。

いまでこそ「なでしこ」も有名になりましたが、山田先生がトレーナーに就いた当時はまだ知る人ぞ知るという感じで、経済的な余裕もなく、半ばボランティアのような形だったそうです。だから澤さんにしても大野選手にしても、無名だった頃にたまたま出会って彼女らのトレーナーになった後に、なでしこジャパンがワールドカップで優勝して彼女らが有名選手となり、山田先生自身も一躍トップトレーナーとして脚光を浴びるようになったということなのだそうです。

じつは、スポーツトレーナーの世界というのは、選手との偶然の巡り合いという要素が結構大きいものなのだそうです。最初からトップ選手の体のコンディショニングを担当できることはまずありません。

メジャースポーツのトップ選手には著名なトレーナーがついているので、まずはそのトレーナーに弟子入りし、下働きから始めてアシスタントになり、次第に3軍、2軍の選手の体のケアをさせてもらう。そのなかでたまたま担当していた選手がトップリーグで活躍するようになれば、トレーナー自身もトップリーグで活躍するチャンスをもらえる。そして引続き選手やチームから信頼を得られれば、トップトレーナーの仲間入りができる――。

スポーツトレーナーとは、そういう世界なのだそうです。

しかもどんな選手と巡り合うかも運次第であれば、お弟子さんを探しているトレーナーに出会えるかも運次第。プロスポーツ選手の専属トレーナーの募集なんてほぼありませんから、たまたまお弟子さんを探しているトレーナーに出会うか、誰かに紹介してもらわなければスタート地点に立つことさえできません。

つまり「かなりの狭き門」であると言えます。

私は、一流のアスリートの体をケアできる人が、「ほねつぎ」の卒業生のなかから出てきてほしいと本気で思っています。そのための支援は最大限に行います。その一つが今回の山田先生との契約です。

トレーナーとして経験豊富な山田先生に監修を手伝っていただくことで、「ほねつぎ」で3年ほど経験を積めばプロのトレーナーとしてスポーツ選手の体をケアできるスキルが身につくよう、研修体制をさらに充実させようと考えています。

トレーナーについて下積みをするか、「ほねつぎ」で経験を積むか？

「プロ選手を担当するには、最低3年は下積みをしてほしい」

山田先生はそう話します。トレーナーをめざしている若い人のなかには、このことを理解していない人もいますが、スポーツトレーナーの世界というのはある意味、職人の世界です。トレーナーとして第一線で活躍している人の下で最低でも3年間、弟子として下積み修行をしてようやくトレーナー活動に入っていけるという世界。

なぜならプロのスポーツ選手を担当するには、トレーナー側もプロとして選手の細かい筋肉や関節の位置まで正確に把握していなければいけないからです。専門学校を出て、国家資格を取って、一般の鍼灸接骨院で数年働いただけでは、そのレベルには到達できないと思います。

しかし、山田先生は、監修をお引き受けくださるにあたってこうも言ってくれました。

「『ほねつぎ』でちゃんと下積みを経た人であれば、下働きのようなゼロからのスタートではなく、たとえば2軍選手の担当から始めるなど、トレーナーとして紹介することができると思います」

トレーナーとしての基礎をしっかり教えてくださるとともに、「この人はトレーナーに向いているな」という人材がいれば、山田先生の人脈でトレーナーになるチャンスを紹介もしてくれると約束してくださいました。

ということは、トレーナー活動の入り口に立つために、トレーナーの先生のところで下働きをするのと、「ほねつぎ」で修行をするのはほぼ同じということです。であれば、一人の先生についてその先生のやり方のみを学ぶより、もっと幅広く見聞を広げてからトレーナー活動に入ったほうがいいのではないでしょうか。

将来のオリンピック選手をサポートしたい

今後、地域のコミュニティにどんどん出て行って、出張ケアをしていきたいという話はすでに書きました。なかでも「ほねつぎ」で特に力を入れていきたいのが、スポーツをしている小学生、中学生、高校生の体のケアです。

これから全国の「ほねつぎ」で一斉に、地域の子どもたちのスポーツトレーナー活動を行っていこうと思っています。

これは「ほねつぎ」で働くスタッフにとっても良い話で、スポーツ少年・少女たちの体のケアをさせてもらうことで、スポーツをしている人に施術をする勉強になります。さらに少し経営的なことを言えば、お子さんのケアを通じてご家族にも私たちの技術やサービスに触れていただく機会ができますので、結果や接遇を気に入ってくれたご家族が自分の体のケアのために通院してくれるようになれば院としても嬉しい話ですし、スポーツをする子どもたちにとっては無料でケアを受けられるのですから、両者にとって良い活動だと思っています。

そして全院で地域の子どもたちのスポーツトレーナー活動を続けていくうちに、サポートしている子どもたちのなかからプロ選手も生まれてくるでしょう。それこそ２０２０年の東京オリンピックで活躍する選手が登場するかもしれません。

そういう選手とともに、トップアスリートを担当するトレーナーが「ほねつぎ」から生まれる可能性も充分にあります。地域でのトレーナー活動を通して、子どもたちとともに「ほねつぎ」も成長していきたいと思っています。

地域の病院にも信頼される鍼灸接骨院に

いま子どもたちがスポーツでケガをしたり、足首をひねったり、あるいは足が痛い、肩が痛いといったとき、お母さん方はまず整形外科に連れていきます。

もちろん手術が必要な大きなケガの対応は、鍼灸接骨院ではできません。でも、そこまで至らないケガ、症状で悩んでいる人に対しては、整形外科で受けられるケアよりも「ほねつぎ」のケアのほうが手厚いと自信を持っています。

先日こんなことがありました。私の子どもが運動会の練習で走っていたら、転んで足をひねってしまいました。腫れてはいないのですが本人は痛がっていたので、小学校の保健室の先生が整形外科に連れて行ってくれたんですね。

レントゲンを撮ってもらったら、骨は折れていないし異常はない。そして「大丈夫そうだから様子を見てくださ い」と言われて湿布をもらって帰ってきました。

確かに整形外科でできることはそこまでなのです。「レントゲンを撮ったら複雑骨折していた」という場合には、手術をお願いしたほうが手技よりも治りが早いと思います。しかし、レントゲンで異常がなければ整形外科でできることは少ないのです。

ちなみに湿布をもらって帰ってきた子どもが「まだ痛い」と言っていたので、足を見て手技で施術したところ「あ、治ったー」と喜んでいました。


整形外科にかかったけれど特に異常はないと言われた。

整形外科での治療である程度回復したけれど、まだ万全ではない。

そうしたことはよくあります。そんなときに、「『ほねつぎ』に行ったら」と紹介されるくらい、近隣の医師たちにも信頼される鍼灸接骨院でありたいと思っています。

現状では、残念ながら鍼灸接骨院のことを信用していない医師のほうが多いかもしれません。それでも先日、「ほねつぎ」のある院長から、「患者さんが病院の先生から『ほねつぎなら大丈夫』と言われて来院された」と聞きました。そういう風に信用してくれるお医者さんが増えるよう、もっともっとレベルを上げていこうと思っています。

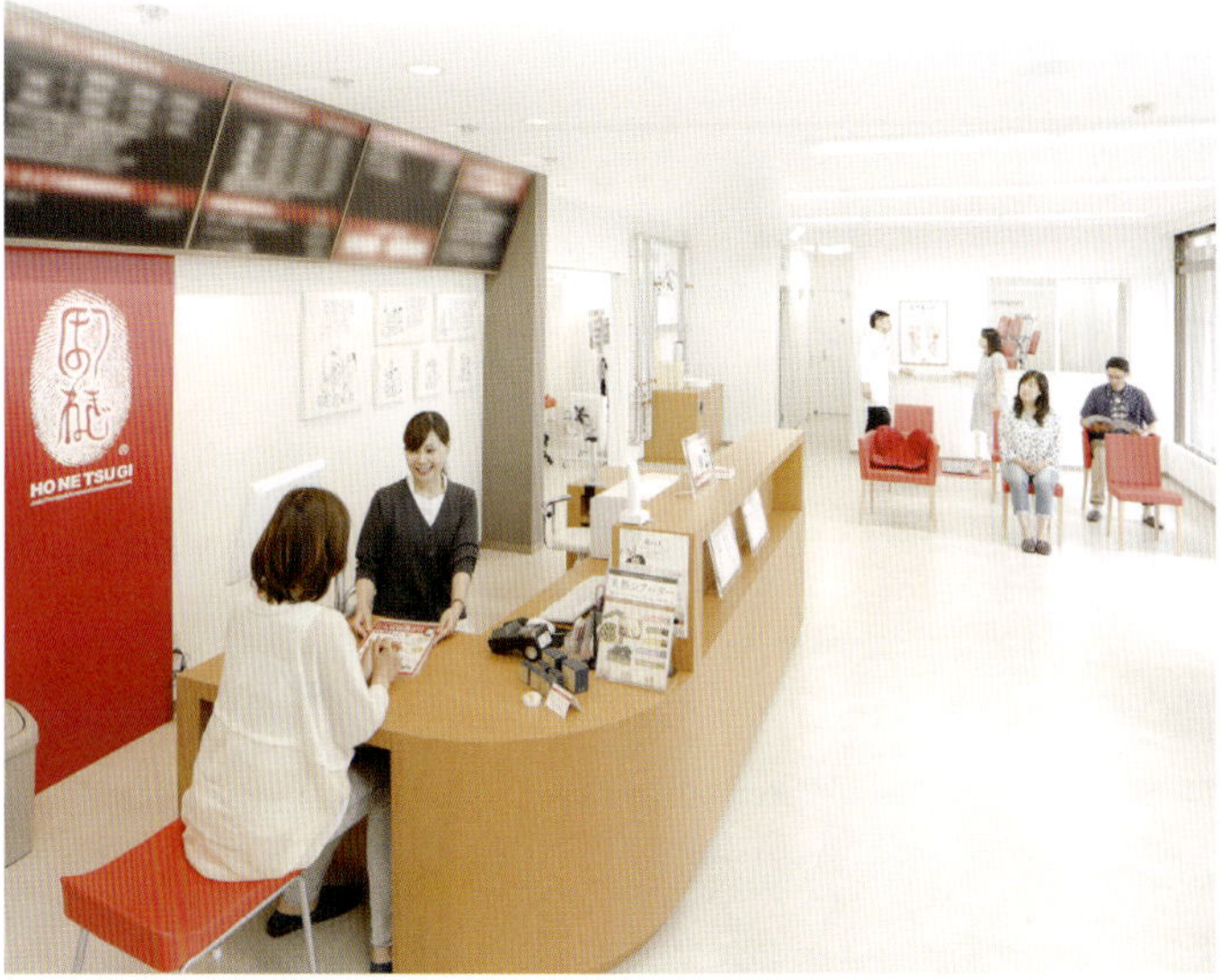

「ほねつぎ」を海外へ

「ほねつぎ」という名前には、「日本の伝統施術を世界中に広めたい」という夢も込められていると第2章で書きました。

現状、海外で活躍している柔道整復師はほとんどいません。そもそも「海外に出る」という発想が、この業界ではこれまでまったくなかったのではないでしょうか。

それは柔道整復師が日本独自の国家資格だからということもありますが、健康保険制度の弊害という側面もあるように感じます。日本は、健康保険制度が充実しているからこそ療養費を扱うことのできる柔道整復師は、海外に目を向ける必要がなかったのではないかと思われます。

一方で中国で発祥した鍼灸という技術は、日本だけではなく、お隣の韓国でも国家資格になっています。アジアだけかと言うとアメリカやブラジル、ヨーロッパでもはり師・きゅう師という資格が確立されています。つまり世界中に普及しているのです。

それは中国発祥の技術だからかもしれません。チャイナタウンは、世界中どこに行ってもありますよね。そしてチャイナタウンに行くと、必ず鍼灸院が見つかります。だからこそ鍼灸は世界中に普及したのでしょう。

柔道整復はこれからです。

ほねつぎを名乗って、柔道整復の技術を持って世界で活躍する人が出てくるのはこれからだと思っています。

私たちは、将来的には「ほねつぎ」を海外にも展開していこうと考えています。日本の素晴らしい伝統施術を世界にも広めるために、5年ほど前から温め続けている目標です。

思えば「ほねつぎを海外に」と言い続けて、はや5年が経ってしまいました。

そろそろ本腰を入れて準備をしなければなりません。いまは3年後を目途に、海外進出を考えています。

海外に出て行くときには、「judo therapy」でも「bone setter」でもなく、「ほねつぎ」というひらがなの名前で打ち出そうと決めています。

日本でも「ほねつぎって何ですか?」と聞かれることがあるくらいなので、海外ではなおさら認知されるのに時間がかかると思います。だから最初から上手くいくとは思ってはいません。


しかし、ここで例に挙げるのもおこがましいのですがあえて挙げさせていただくと、あのユニクロだって最初の海外進出では失敗しています。

ユニクロの海外第1号店は、イギリス・ロンドンでした。2001年9月にロンドンに出店したのを皮切りに、一時は21店舗まで増やしたものの大損失を出して撤退した過去があります。

でも、その時の失敗がノウハウになってその後の海外進出では大成功を収め、いまでは海外での売上比率がどんどん増えているそうです。

「ほねつぎ」の海外進出も最初は困難の連続かもしれませんが、「成功のためには、一度の失敗は想定範囲内」というくらいの気構えで挑もうと思っています。加えて一度失敗しても再チャレンジできるくらいの体力は備わった自負があります。

世界中の人を健康にしたい――。

これが私たちがめざす究極のゴールです。

「ほねつぎ」を日本国内だけではなく、海外にも展開していくことで「世界中の人を健康にしたい」という私たちの夢の実現に一歩近づきます。

「ほねつぎ」から、世界中の人を健康に

私は、柔道整復師と、はり師・きゅう師という国家資格を取って、昔ながらの徒弟制度の下で修行を積み、開業し……という自分自身の経験のなかで「変えたい」「変えなければいけない」と思ったことを、一つひとつ形にしてきました。

施術家たちの働く環境、「背中を見て学べ」という教育方針、療養費頼みの経営、経営感覚の不在——。本書で紹介したこうしたことを一つひとつ変えて「ほねつぎ」ができました。

私たちの夢であり目標としている、全国に「ほねつぎ」を1000院つくること。

「ほねつぎ」を地域の子どもたちのためのスポーツトレーナー活動の拠点にすること。

海外にも「ほねつぎ」を展開すること。

そして、世界中の人を健康にすること――。


これらの夢を実現する過程で、いろいろな働き方が生まれるだろうと思っています。

「ほねつぎ」に長く勤めて地域の人たちに頼りにされる院長になってくれる人もいれば、「ほねつぎ」を卒業して自分の院を開業し、「ほねつぎ」の技術を広めてくれる人もいるでしょう。

あるいは海外の「ほねつぎ」で活躍する人、海外で自分の院を開業する人、スポーツトレーナーになる人、そのなかでも一流のアスリートやオリンピック選手の体のケアを担当するようになる人も出てくるはずです。

「ほねつぎ」では、そうした志の高い施術家たちをたくさん輩出し、世界中の人を健康にしたいと思っています。

INTERVIEW

庶務は任せて、患者さんのことに専念する
――新しい独立の形に

「ほねつぎ土浦東並木はりきゅう接骨院」
「ほねつぎ高津はりきゅう接骨院」　オーナー
株式会社オフィス・ゴトウ　代表取締役
後藤専

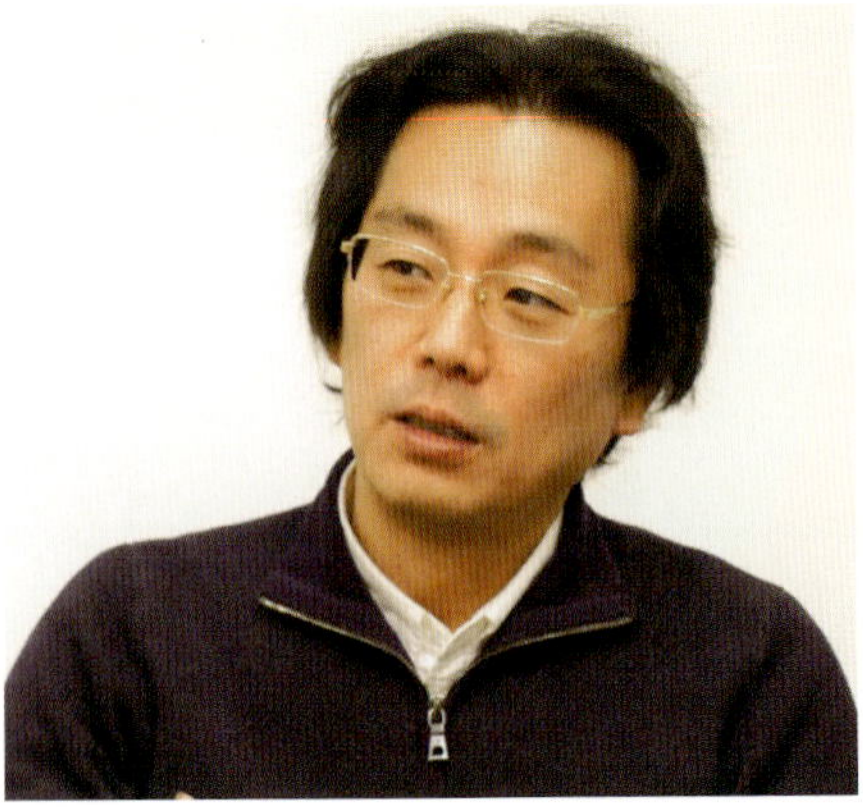

「ほねつぎ」には、フランチャイズ加盟店の募集のための事業説明会にいろいろ参加しているなかで、偶然出合いました。ただし、フランチャイズ事業を始めたかったわけではありません。本業である貸しビル業のために、「多店舗展開しているテナントさんは、どういうビルを探しているのか」を知りたかったのです。

20社ほどの事業の説明を聞いたなかで、「ほねつぎ」だけは妙に気になりました。純粋に「やりたいな」と思ったのです。そして実際の院を見学させてもらったところ、貸しビル業にはないわくわく感を抱きました。

貸しビル業は、ビルというインフラをお客様に提供するものなので、すべてが万全に整っていて当たり前。「ありがとう」と言われる機会はほぼありません。

対して「ほねつぎ」は、一般の接骨院に比べても患者さんが多く、しかも出てくる患者さんがみんな嬉しそうなのです。1日に何十人もの人に「ありがとう」と言ってもらえる事業なんだなと率直に驚き、また感動もしました。

ただ、「商売と屛風は広げ過ぎると倒れる」なんて言いますよね。それでさんざん悩んだ挙句、やっぱり貸しビル業に専念しようと思って一度は断念したのです。でも、1カ月経ってもずっと「ほねつぎ」のことを考えている自分に気づき、改めて「ほねつぎ」の院を見学に行き、「すっかり惚れちゃったから、やらないと後悔するな」と思って加盟しました。

現場をリラックスさせるのがオーナーの仕事

もちろん最終的に契約をする前には、数字の確認も行いました。こっそりと腰痛持ちの妻を都内の「ほねつぎ」の院に数日間通わせて、私も付き添いとしてついて行ったのです。待っている間に患者さんとスタッフの会話を聞き、1時間に何人の患者さんが来てどのくらいのお金を落としているか調査しました。そのうえで、「本物だな」と思って始めることにしたのです。

11月に加盟してオープンは翌年5月だったので、準備の時間は十分ありましたが、一番苦労したのは人の採用でした。これはいまでも頑張らなければいけない点ですが、次第に「現場で働いている人たちが楽しそうに仕事をしてくれればそれが一番の広告になる」と気づきました。

楽しそうに働いている姿を見て、患者さんが知り合いの柔道整復師さんを紹介してくれたり、患者さんとして通ってくれていた方が転職してくれたこともあります。そして楽しく働ける場をつくるのは、オーナーである私の仕事です。

週に1回か2週間に1回院に顔を出して、おもしろいことを言ってみんなを笑わせる。オーナーがやらなければいけないのは、現場をリラックスさせることに尽きます。

一方で院のマネジメントは、院長をはじめ現場に任せています。たとえば「ほねつぎ」の本部から提案された新メニューを導入するかどうかも、私が決めるのではなく必ず院長に相談します。遅刻が多いスタッフがいれば院長が指導する。そして現場では手に負えないときにだけ私も入るようにしています。

ピンチを乗り越えたことがみんなの自信に

現在、茨城県内に2つの院を経営し、3院目を準備中です。1院目は、オープン直後からたくさんの患者さんが来院してくれて、右肩上がりに患者数が増えていきました。ただ、あるときから下がっていってしまったんですね。最初は「土浦中の患者さんが健康になったんじゃないか」と疑ったほどです。

でも、「ほねつぎ」のスーパーバイザーの人に来てもらってオペレーションを見直したり、チラシを配布したりしているうちに、2カ月ほどでまた患者さんの数が増えてきました。ちなみに、あとになって院長から聞いたところによると、一人のスタッフが最初はがんばってくれていたもののどうも方向性が合わず、何人かの患者さんを怒らせてしまったのが原因だったようです。結果的にそのスタッフは「合わない」ということで辞めて、新しい優秀なあん摩マッサージ指圧師が入ってくれて盛り返していきました。

最初は、順調に伸びていた患者数が落ち込んだのはショックでしたが、「下がってもまた盛り返すことができた」という経験は、現場のスタッフたちにとって大きな自信になったようです。ですのでいま思えば、その経験が良い宝になりました。

1万人の患者さんにもらった自信

1院目の「ほねつぎ土浦東並木はりきゅう接骨院」はオープンから1年半ほどで延べ患者数は1万5千人ほどに、2院目の「ほねつぎ高津はりきゅう接骨院」も1周年を迎えて延べ患者数が1万人を超えました。

それだけの患者さんに対応してきたわけですから、スタッフはすごく成長しています。特に院長の成長ぶりはすごいですね。患者さんへの対応も院内のマネジメントも、すっかり自信に満ちて見えます。

私は、技術の成長を助けることはできません。でも、経営に関してはプロなので銀行との付き合い方や損益計算書やバランスシート（賃借対照表）の見方、翌年の法人税がどのくらいになるかといったことはわかります。それらは任せてもらえればいいのです。

すべてを背負わなくても十分に独立の醍醐味は味わえると思います。庶務のような不得意分野はそれが得意な人に任せて、施術と院内のマネジメントに専念するというスタイルは、新しい独立の形として良いのではないでしょうか。

「夢を持って働ける業界に」という夢を一緒に

「ほねつぎ東深津接骨院・はりきゅう院」
「ほねつぎ緑町はりきゅう接骨院」
「ほねつぎ府中はりきゅう接骨院」オーナー
株式会社アクセプト
隅元樹　代表取締役

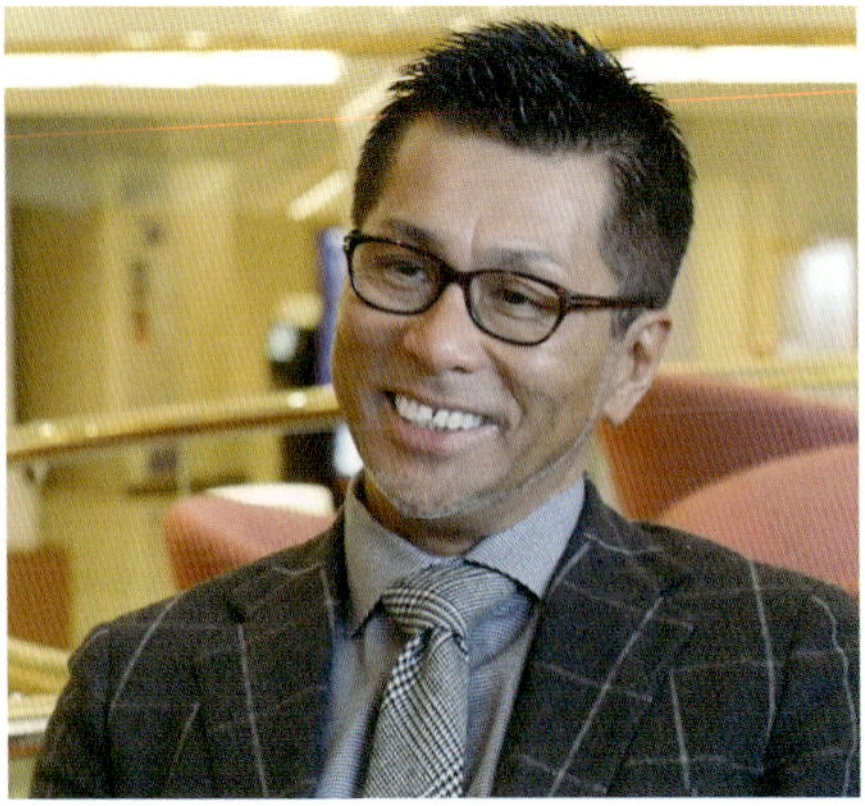

私は、もともとは通販事業を手掛けていました。まったくの畑違いで、正直なところ接骨院というものに馴染みもなかったなか、「ほねつぎ」のオーナーになったのは「業界一をめざす」という夢に惹かれたからです。

私自身も通販業界で業界4位までいったことがありますが、1～3位は最後まで抜けませんでした。業界一だからこそできることがあると私は思うので、久世社長の夢を私も一緒に追いかけたいと思ったことが、「ほねつぎ」に加盟した一番の決め手です。

事業を始めるということは、スタッフの人生を預かるということ

ただ、ビジネスを始めるということは、どんな事業であれ不安はつきものです。自分一人のことならまだいいのですが、そこに関わるスタッフの人生も左右することになりますから責任は大きい。それだけに不安は大きかったですね。

でも、「ほねつぎ」本部の方々がオープンまでの半年間、同じ目線でサポートしてくれたことがありがたかったです。1院目のオープンのときには、スーパーバイザーの方や院長と一緒に地域を挨拶して回りました。地域の方々も最初の私と同じで、「接骨院って何？」というところからなんですね。「どういうコンセプトで鍼灸接骨院を立ち上げるのか」「『ほねつぎ』で、何ができるのか」といったことを地域の方々にお話しするのですが、それを

聞きながら私自身も勉強させていただきました。

オープン後も定期的にスーパーバイザーの方が来て指導をしてくれますし、欠員が出たり、わからないことが出てきたりしたときに相談すると、すぐにレスポンスをいただけます。そうしたやり取りの中で、鍼灸接骨院を経営するのにふさわしいオーナーに少しずつ近づけたかなと感じています。

オーナーと本部の役割分担

各院には週に1~3回程度顔を出しています。「オーナーである私が腰が曲がっていてはダメだ」ということで、体のケアをしてもらっているのです。新メニューも度々入るので自分でも試しています。

また、現場に行くと、スタッフが自信を持って施術に入っていく姿や施術に満足している様子の患者さんの表情が見られますし、スタッフと患者さんとの会話も聞こえてきます。

患者さんが院長をはじめスタッフに発する言葉で、院を信頼しているかどうかが伝わるんですね。「信頼してくれているな」と確証が持てる院は、やっぱり患者さんが集まり大きく伸びています。

最初に1院立ち上げて、2015年4月に2院同時にオープンしました。いずれも順調に患者さんの数が増えています。院長先生のスキルと院内のチームワークが良くなると、ぐんと伸びるようです。やっぱり人がすべてですね。

私自身は、福利厚生をしっかりしてあげること、何でも言いやすいオーナーでいることくらいしかできません。ただ、技術職であるスタッフたちにとっては、スキルを上げることがとても大切なので、その部分は本部にお願いしています。そういう意味では、オーナーである自分と本部で役割分担がしっかりできているところもやりやすいですね。

地域を元気にして、社員が幸せに働けるように

先日、福山市で「福山ローズファイターズ」という社会人野球チームの発足式がありま

した。その際、私たちの院にお声かけがあり、選手のコンディショニングなどにかかわらせていただくことになりそうです。

いまは3つの院を経営していますが、「業界一をめざす」という夢に寄与し、「ほねつぎ」の知名度を上げていくためにも今後も院を増やしていきたいと思っています。そのためにも元気でいなければいけませんね。

じつは自分の院で柔道整復師たちの施術を受けるようになってから、腰や肩がすごく調子が良いのです。以前はリラクゼーション系のもみほぐしなどを受けていましたが、国家資格を持っている人の知識、技術は違うことを身をもって実感しています。

久世社長は、「これだけのスキルを持っている柔道整復師や、はり師・きゅう師なのに、処遇待遇があまりにも悪くこれを改善したい」ということで「ほねつぎ」という鍼灸接骨院チェーンをはじめられたとうかがっています。

それならば私も目標を共有すべくオーナーとして利益を上げて、それを働いている社員たちにフィードバックして彼ら彼女らが幸せになり、後輩たちのあこがれになってもらうようにしなければならないと思いました。そのためには、地域の方にたくさん来ていただいて、まっすぐ元気にしてあげなければいけませんね。

「ほねつぎ」が全国に院を増やしこれほど躍進しているのは、最終的な目標が明確であることが大きいのかなと思います。

伝統的なはり・きゅうから美容、生き方論まで、幅広く学べるのが魅力

「ほねつぎ平成けやき通り鍼灸接骨院」
はり師・きゅう師
入江彩織

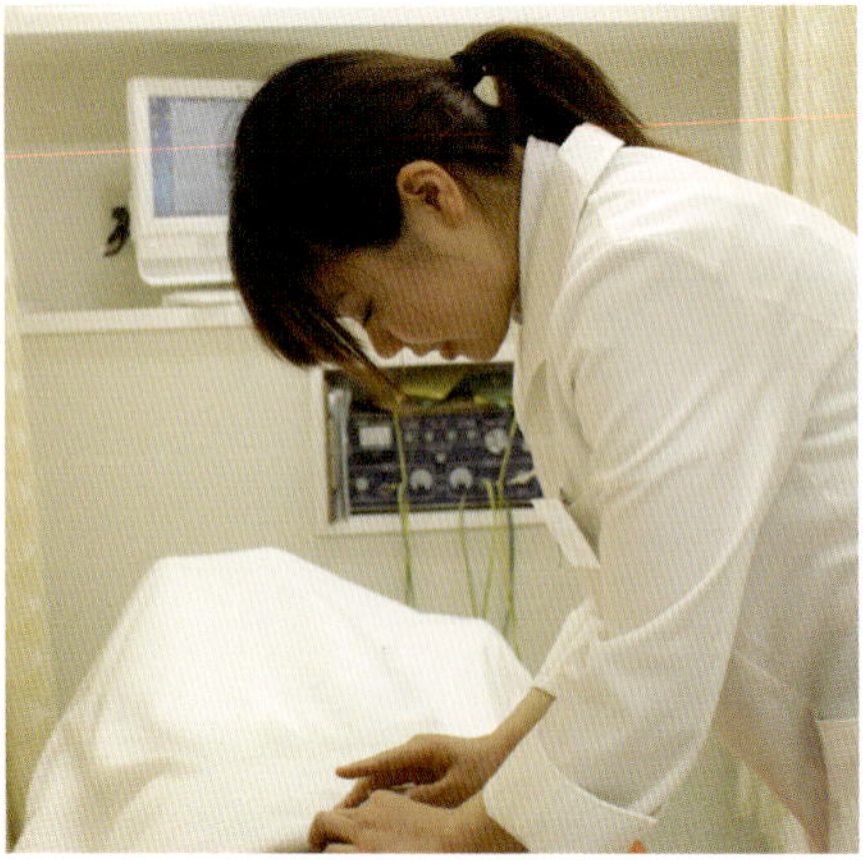

一昨年の4月、新卒で「ほねつぎ」に入職しました。私ははり師・きゅう師なのですが、一般の鍼灸接骨院では、はり・きゅうの患者さんが少ないのが現状です。でも「ほねつぎ」では、はり・きゅうを受けている患者さんが多く、たくさん経験ができるということ、しかも小顔や骨盤などの美容のプログラムも用意されていると聞き、「ほねつぎ」で働くこ

とを決めました。

「ほねつぎ」では、現場で働く前に必ず大阪の本部で研修を受けます。私も1カ月ほど大阪に滞在して研修を受けました。こういうスタイルは、他ではないのではないでしょうか。

全国の「ほねつぎ」で新たに採用された柔道整復師や、はり師・きゅう師が集まるので、私のときには20人くらいで一緒に研修を受けていました。新卒である私の知らなかった現場の話や同じ施術にもいろいろな方法があることを知ることができました。

その間は、みんなホテル暮らしだったので、研修が終わってホテルに戻ってからも、一緒に練習をしたり、次の日に備えて座学の勉強をしたりしたことをよく覚えています。すごく熱心な人ばかりで、お互いに「がんばろう」と励まし合っていました。そのときに出会った仲間とは、いまでも連絡を取り合っています。

毎日10人以上の施術で成長を実感

実際に院で患者さんに施術をさせていただく前に、こうして1カ月間学び直すことができたのはやっぱり安心でした。ただ、それでも最初はわからないことが多くて、戸惑うことと失敗することもありました。その都度、先輩たちに練習に付き合ってもらったり、多くの患者さんの施術に入らせてもらって経験を積みながら、たくさん勉強させてもらいました。

「ほねつぎ」の院は、やっぱり患者さんが多い。他の鍼灸接骨院で働いている友人たちからは、一人もはりが打てない日もあると聞きますが、私の場合、毎日10~20人以上担当させてもらえています。

それに中学生から90代の方まで、本当に幅広い年齢層の患者さんがいらっしゃいます。お子さんや年輩の方は「痛みを取りたい」という方が多く、女性の方は「姿勢を良くしたい」「痩せたい」など美容を気にされている方が多いです。人それぞれ来院の目的は違うので目的に合わせて施術を行うのは難しいのですが、いろいろな方に対応できるのは楽しみでもあります。

最近では、「あなたのおかげで良くなった」「痛みがなくなったから、好きなことができるようになった」とおっしゃってもらえることが増えました。嬉しいですね。

どんな人が来ても対応できるはり師・きゅう師に

「ほねつぎ」に入って良かったなと思うのは、一般的なはり・きゅう施術以外にもいろいろなメニューを取り入れているので、幅広く学べるということです。

また、施術だけではなく、オーナーである社長や副社長の経営に対する独自の考え方や「人間らしく生きるにはいかに生きるか」など、新卒の私には考えたこともなかった哲学論にふれる機会をを持てたのも、「ほねつぎ」ならではかなと思います。

これからは、いろいろな症状を抱えた患者さんが来ても対応できるはり師・きゅう師になりたいですね。そして「あそこにいけば良くなる」と思ってもらえる鍼灸接骨院にしたいと思っています。

INTERVIEW

スタッフから院長に。独立できるスキルを身につけたい

「ほねつぎ亀戸はりきゅう接骨院」院長

西山伸夫

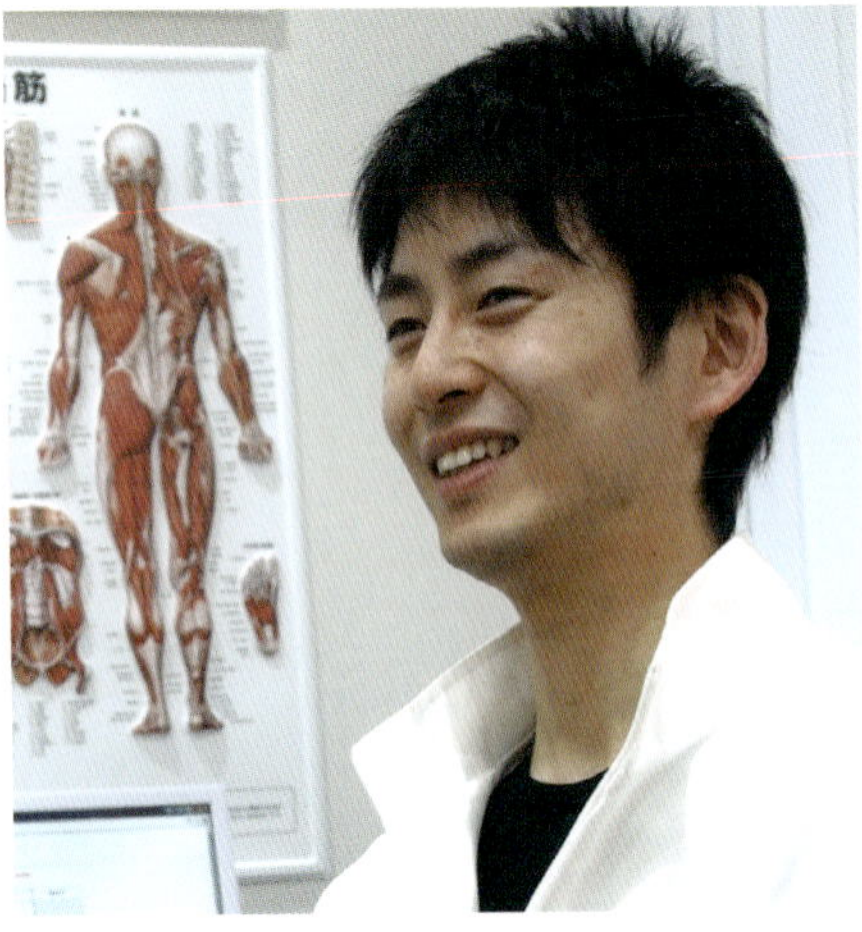

これまでいくつかの接骨院や整形外科で働いてきましたが、将来的には独立して自分の接骨院を持ちたいと考えたときに、院長という立場になってマネジメントの経験を積みたいと思いました。

それまでもすごく勉強できる環境で、技術的なことはいろいろと学ばせてもらいました

が、院を運営するという点では自信を持つことができなかったのです。「ほねつぎ」なら本部が上場もしていて全国に多数の院があるので、ノウハウも集まっているだろうと思いました。

もちろんグループ展開している鍼灸接骨院はあります。ただ、上場しているのは「ほねつぎ」だけ。また、その場限りの施術ではなく、不調の元を探り、根本的に解決することを目的としているところにも惹かれました。姿勢、骨格、筋肉という三本柱で痛みの出ない体をつくるという考えは、まさにその通りだなと思ったのです。

新たな鍼灸接骨院の可能性

入社時の研修では、これまで学ぶ機会がなかったような現在の鍼灸接骨院をとりまく環境についてや地域とのかかわり方、関係法規などを系統的に教えてもらいました。将来、独立を目標としている自分にとっては、こうしたことはとても参考になりました。

「ほねつぎ」で働く前に大阪の本社で研修を受けたのですが、2カ月間しっかり勉強をする時間を与えてもらえるというのは、とてもありがたかったですね。

「ほねつぎ」で働き始めて、いくつか驚いたことがあります。一つは、患者さんの情報をすべてシステムで管理していることです。慣れるまでは大変でしたが、使っていくうちにだんだん利点を感じるようになってきました。紙の施術録を棚から探すよりも早いですし、療養費の請求作業も容易で効率的です。

また、設備に関しても新たな鍼灸接骨院の可能性を感じる機器がそろっています。「トムソンベッド」※や「ハイボルト」※「楽トレ」※などは、「ほねつぎ」で初めて扱いました。特に急性の痛みに対して、これまではさらしやコルセットで固定し痛みが軽減するまで経過をみていましたが、「ハイボルト」を使うと1回の施術で効果が期待できますので、患者さんにもとても喜ばれています。

※機器の説明はP94参照

異業種オーナーだからこその気づき

これまでスタッフとして「ほねつぎ」で勤務してきましたが、いよいよ私も院長になりました。もともとマネジメントを経験したかったので「ほねつぎ」への転職を決め、学びたいと思っていたことがすべて学べて、とても満足しています。

また、当院の場合、異業種の企業がオーナーになってくれています。そうするとやはり思いがけない気づきや新しいアイデアをいただけてとても勉強になりますね。毎日現場に出て現場のことをよく理解したうえで、より良い方法を一緒に考えてくださるので本当にありがたいです。

今後、どのタイミングで独立をするかはまだ決めてはいません。まずは独立して自分でやっていけるだけのスキルを身につけることが目下の目標です。そのためにもより多くの学びを得るべく、「自分がオーナーだったら」と常に意識し、当事者意識を持って働くように努めています。

INTERVIEW

柔道整復師として、院長として、人として大きくなれた

「ほねつぎふじみ野はりきゅう接骨院」
院長
久場川剛史

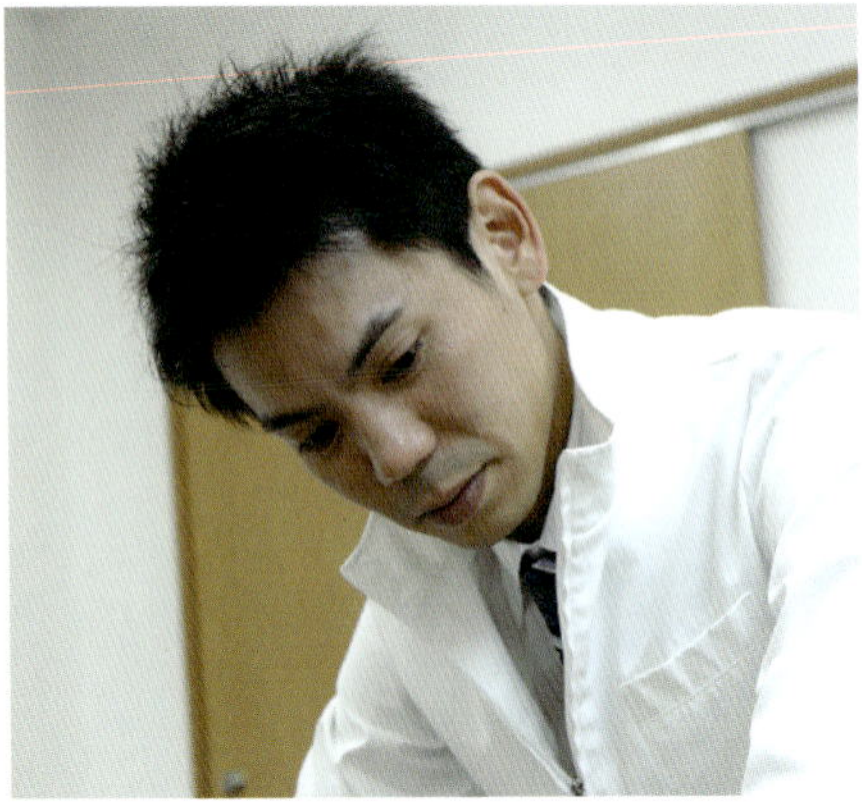

私は、前職では個人経営の接骨院で働いていましたが「独立したい」という想いがあり、院長を募集していた「ほねつぎ」に入りました。「ほねつぎ」に決めたのは、面接で「ここなら幅広く学べそう」と直感したことが一番の理由です。

それまでの私は、技術を高めることばかりを考えていました。でも、面接で話を聞くう

ちに「技術だけではダメなんだ」と気づいたのです。開業して成功するには、経営についても学ばなければいけないし、患者さんとのコミュニケーションや地域の方々とのかかわり方についてももっと学ばなければいけない。そうしたことは、これまで柔道整復師として働くなかですっぽりと抜けていました。

スーパーバイザーの一言で楽になった

院長として働くのは、「ほねつぎ」が初めてでした。しかも私が入職した前年にオープンした院で、他のスタッフの多くはオープン時から働いています。そのなかに新米院長の私が入るわけですから、最初は戸惑いもありました。

そのなかでありがたかったことの一つは、院に入る前に大阪の本社で1カ月間みっちりと院長研修を受けさせてもらえたこと。もう一つは、院長として院に入ってからも、スーパーバイザーが相談に乗ってくれ悩みを聞いてもらえたことです。

スーパーバイザーはみんな院長経験者で、そのうえ経験が豊富なので、「こういうことでいま悩んでいるんです」と相談すると、的確なアドバイスをもらえます。スタッフの教育で悩んでいたときには、「相手を変えようとするのではなく、自分が変わるんですよ」と言われハッとしました。そして自分の意識を変えるように努めたら、自分自身も楽になりチームワークも良くなって、結果的に患者さんの数も増えていきました。

そんな風にスーパーバイザーに応援してもらいながら、院長として、そして人として成長できていることを感じています。

わかりやすい説明、健康寿命を延ばす体づくり

「ほねつぎ」は、施術も別格です。一番違いを感じるのが、患者さんの「卒業」が明確であるということ。

「ほねつぎ」では、施術前に必ず院長室で姿勢の写真を撮ります。そして撮影した写真を一緒に見ながら「どこがどう歪んでいるのか」を説明し、患者さんの要望もしっかりうかがったうえで、「このような姿勢になったら目標達成で卒業になります」と患者さんとゴー

ルを共有してから施術計画を立てます。

こうしたきちんとしたかかわりができるのは、院長室という空間も大きいですね。一般の鍼灸接骨院ではカーテンで区切られた空間はあっても、扉で区切られた空間はなかなかありません。「ほねつぎ」では、院長室があるので「他では話せないことでも『ほねつぎ』だったら言える」などと患者さんからも好評です。

患者さんへの施術で必ず目標とするのは、「痛みを取ること」だけではなく「痛みの出ない体づくり」。

たとえば40歳の方であれば、60歳になっても80歳になっても健康でいてほしいと願いつつ、健康寿命を延ばせるよう施術を行っています。

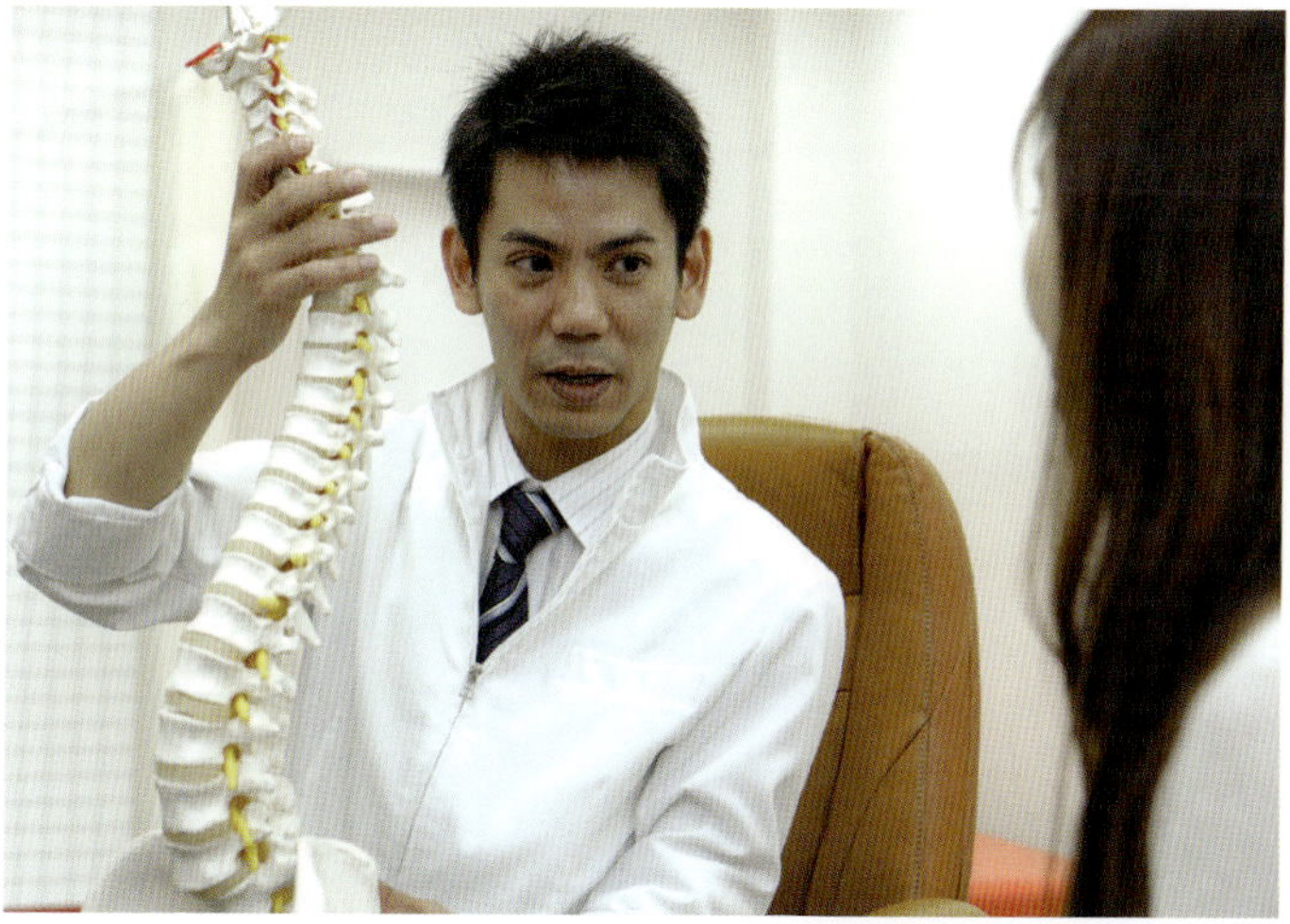

「ほねつぎ」で出合った、新しい夢

開業前の修行のつもりで「ほねつぎ」に入りましたが、いまでは夢が変わりました。まずは、この院（ほねつぎふじみ野はりきゅう接骨院）を患者さんでいっぱいにしたい。そのためにももっと地域の方々とのかかわりを深めて、地域で頼られる存在になりたいと思っています。

「地域の方々と一緒に」。これは、私が常々心に留めていることです。みんなで地域を盛り上げたいという気持ちがあるので、患者さんに「〇〇のラーメン美味しいですよー」なんて紹介したりしています。逆に地域の飲食店のオーナーさんや店長さんが患者さんとして来てくださることもありますし、「この人、痛みがあるから相談に乗ってあげて」と患者さんを紹介されることもあります。そういうつながりも嬉しいですね。

最近では、スポーツをしている子どもたちの健康をサポートしたいとの思いから、近隣の学校の部活動やスポーツスクールにも顔を出し始めています。スポーツをやっている子どもたちは多いですが、体をケアするという習慣はほとんどありません。その部分が欠けているので、ボランティアとして体のケアやアドバイスなどを行っていきたいと思っています。

そして将来的な目標としては、目の前の患者さんだけを健康にするのではなく、スーパーバイザーとして現場の先生たちの相談に乗りながら、より多くの人たちを健康にしたいと思っています。「ほねつぎ」に入社するまでは「独立」が目標でしたが、偉大な先輩たちに出会った結果、数カ月が経つ頃には、「この人たちに追いつきたい」と目標が変わりました。いまはその目標に向けてたくさん学ばせてもらっています。

◉おわりに

本書を書くにあたって、自分の歩んできた道を改めて振り返り、文章に起こしてみると、最初に鍼灸接骨院を開業したときの経験が思いのほか、いまの「ほねつぎ」の形につながっていることに気づき、我ながら驚きました。じつは今回過去を振り返るまで、こんなにも共通点があったとは意識していませんでした。

当時はまだ柔道整復師の資格もなく、開業資金もなく、それでも自分の鍼灸接骨院を持ちたいという一心で、手書きのプレゼン資料を片手にいろいろな人に相談してまわりました。いま考えれば熱意が先走った稚拙な内容だったかもしれません。それでも耳を傾け、手を差し伸べてくれた人たちのおかげで、最初の鍼灸接骨院ができました。

その後も、一緒に鍼灸接骨院を盛り上げてくれるたくさんの仲間たちに出会い、いまに至ります。

この場を借りて、全国の「ほねつぎ」を陰ながら支えてくれているアトラの従業員、各地で「ほねつぎ」を支えてくれているオーナー、そして日々「ほねつぎ」の現場で患者さんの健康を支えてくれているスタッフに感謝の気持ちを伝えたいと思います。
「ほねつぎ」がめざしているのは、「地域の方々をまっすぐ・元気に・健康にする」ことです。いま全国で76院となりましたので、76の地域で「まっすぐ・元気に・健康に」を実践できていますが、「全国に1000院」という目標を考えるとまだまだ道半ばです。

院の数が増えれば、その分、さまざまな点でスケールメリットが働きます。全国からノウハウが集まるほか、教育研修の環境も大きい組織だからこそより充実させることができます。また認知度の向上に伴って、社会的な信用も増すでしょう。

いまはその過渡期にあり、成長の過程ゆえの苦労は多々ありますが、こうして「ほねつぎ」が全国に増え続けているのは多くの方から期待を寄せられているからこそでしょう。その期待を超えるべく、これからもしっかりと前を向いて挑戦し続けていきたいと思っております。

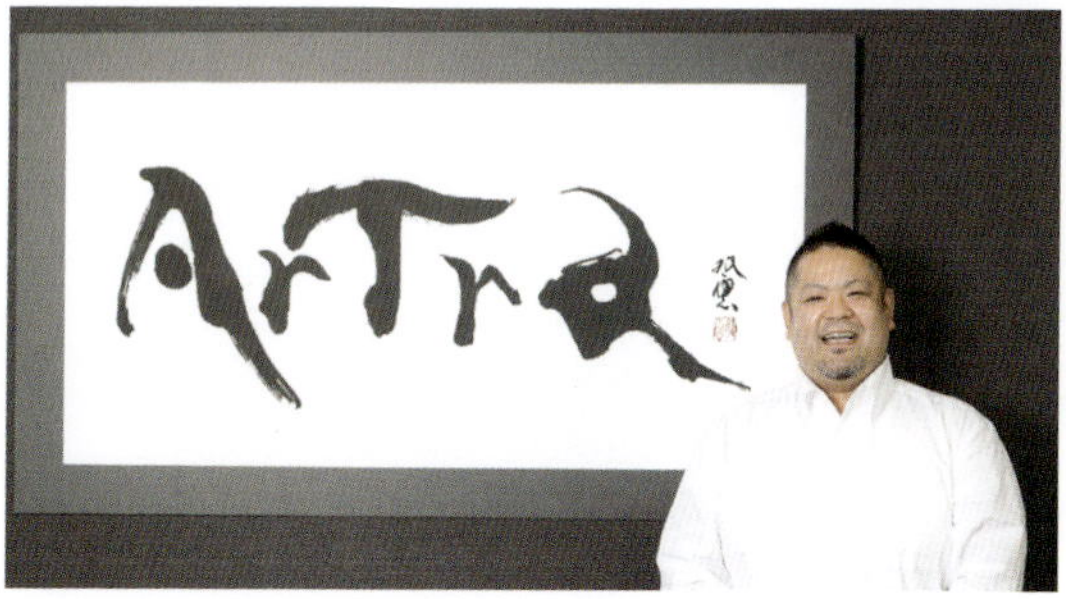

アトラ株式会社　沿革

2005年　大阪市中央区において、資本金3,000千円をもって有限会社權左ヱ門を設立。鍼灸接骨院の開業支援コンサルティング業、機材・消耗品等の販売を開始。

株式会社さくら介護グループより、近畿地域における介護事業フランチャイズチェーンの開設・運営支援事業を受託。

2006年　株式会社に組織変更し、アトラ株式会社に商号変更。

2007年　株式会社さくら介護グループより、中部地域における介護事業フランチャイズチェーンの開設・運営支援事業を受託。

2008年　資本金を50,000千円に増資。

2009年　鍼灸接骨院の運営、療養費請求代行サービス及び鍼灸接骨院経営コンサルティング事業等を営んでいた株式会社トライニンを吸収合併。療養費請求代行サービス（現アトラ請求サービス）及び鍼灸接骨院経営コンサルティング事業を継承。

鍼灸接骨院業界の情報配信システムであるほねつぎ大学（現ほねつぎアカデミー）の運営を開始。

2010年　鍼灸接骨院の口コミ／予約システムであるHONEY-STYLE（ハニースタイル）の運営を開始。

ほねつぎチェーン1号店を大阪市平野区に開設。

2011年　大阪市西区に本店を移転。

2012年　ほねつぎ介護デイサービスチェーン1号店を大阪市東淀川区に開設。

2013年　HONEY-STYLE利用院等専用通販サイトであるECサイトの運営開始。

2014年　東京証券取引所マザーズ市場への上場承認。

12月16日東京証券取引所マザーズ市場へ上場。

2015年　療養費早期現金化サービス開始。

ほねつぎ

2016年 5月30日　初版第1刷発行

著　者　アトラ株式会社 代表取締役社長　久世博之

発行者　高階一博

発行所　日労研
〒171-0021　東京都豊島区西池袋5-21-6
TEL.03-6915-2333　FAX.03-6915-2334

印刷・製本所　丸井工文社

デザイン・イラスト　笹森 識

企画協力　日本経済広告社　森谷健太郎

編集協力　橋口佐紀子